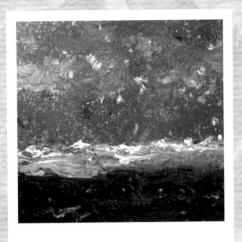

超个人心理疗愈的基本原则

张宝蕊◎著

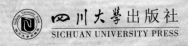

四川大学出版社
SICHUAN UNIVERSITY PRESS

项目策划：张伊伊
责任编辑：张伊伊
责任校对：毛张琳
封面设计：墨创文化
封面绘图：刘正伟
责任印制：王　炜

图书在版编目（CIP）数据

超个人心理疗愈的基本原则 / 张宝蕊著. — 成都：
四川大学出版社，2022.6（2023.5 重印）
（心理辅导系列）
ISBN 978-7-5690-5416-3

Ⅰ. ①超… Ⅱ. ①张… Ⅲ. ①精神疗法 Ⅳ.
① R749.055

中国版本图书馆 CIP 数据核字（2022）第 057683 号

书　名	超个人心理疗愈的基本原则
	CHAOGEREN XINLILIAOYU DE JIBENYUANZE
著　者	张宝蕊
出　版	四川大学出版社
地　址	成都市一环路南一段 24 号（610065）
发　行	四川大学出版社
书　号	ISBN 978-7-5690-5416-3
印前制作	四川胜翔数码印务设计有限公司
印　刷	四川盛图彩色印刷有限公司
成品尺寸	170mm×240mm
印　张	13.5
字　数	193 千字
版　次	2022 年 6 月第 1 版
印　次	2023 年 5 月第 2 次印刷
定　价	49.00 元

◆ 读者邮购本书，请与本社发行科联系。
　电话：(028)85408408/(028)85401670/
　(028)86408023　邮政编码：610065
◆ 本社图书如有印装质量问题，请寄回出版社调换。
◆ 网址：http://press.scu.edu.cn

四川大学出版社
微信公众号

推荐序一

在付梓之际，宝蕊老师嘱我为她的新作写序。我略为犹豫之后，到底还是挡不住"先睹为快"的诱惑，于是满口应承下来。及至看完了书稿，受到书中内容的启发和宝蕊老师"与你同在"（to be with you）的叙述风格影响，倒也真是觉得有些想法要同宝蕊老师和读者交流了。

在我看来，这是一本介绍主要基于超个人心理学理念的心理咨询理论与实务，以及探讨其中一些核心问题的著作。超个人心理学是从人本主义心理学内部发展起来的一个心理学派别。具体来说，它诞生于由美国心理学家马斯洛（Maslow）、格罗夫（Grof）、苏特曲（Suitch）等人在1969年于旧金山发起的超个人运动。"超个人"即"trans-personal"，其中"trans"是"超越"的意思，超越什么呢？从心理学派别来说，是要超越传统心理学，包括精神分析心理学、行为主义心理学、人本主义心理学；从心理学研究物件来说，是要超越以往心理学所研究的人的生理、行为、心理，包括智力、情绪、无意识等侧面，将心理学研究扩展到精神层面（心灵、信仰、理想、价值观、道德、自由意志、创造、灵感等），注重人的生理、心理、精神的统一，或精、气、神的统一；从研究取向来说，是要超越个人取向、自我中心，进入关心他人、关心群体、关心社会、关心世界的大爱层次。马斯洛提出的人的需要层次论是人所共知的，他认为人的需要可分为五个层次或七个层次。实际上这些层次的需要（生理需要、安全需要、爱与归属需要、尊重需要、求知需要、审美需要、自我实现的需要）都是从个人取向的角度来展开的。应该注意的是，马斯洛晚年还曾在此基础上提出过一个更高层次的需要——超越需要，这是一类超越个人的，甚至是超越人类的需要。由此可见，超个人心理学确实是人本主义心理学的进一步扩展和延伸，是一种更具整合性的心理学思潮。

建立在超个人心理学基础上的心理咨询也就是一种视野更宽阔、更有包容性的咨询。从本书中你将可以了解到：

• 超个人心理咨询的目标是帮助人们实现身、心、灵或精、气、神的平衡，走出低层次的自我中心，走出"小我"，去关怀他人、关心团体、关心社会、关心世界。

• 发展来访者的超个人经验，因为有超个人经验的人比一般人更平和、喜悦，有弹性、自尊，更加健康。

• 它是包容的，只要有利于人的身、心、灵的健康，超个人心理咨询不拒绝源自任何派别的理念、方法、技术的运用。

• 它是跨地域、跨文化的，力图打破东西方文化的藩篱，从文化地域的差异中寻求共识；主张向东方求智慧，吸收静坐、内观、冥想等方法，采用"无为无不为"的顺道而行的态度。

• 更加信任来访者具有解决问题的能力和成长的价值导向，注重咨询中"当下"的、"自然"发生的过程，用"宁静""静观""陪伴"的方式帮助来访者洞察自己。

• 反对用各种消极标签标定"病人"，秉持一种用希望、乐观引领人的生活，帮助人不断突破困境的积极心理学取向。

• 强调心理治疗不仅是帮助来访者解决问题，更是一个促成咨询师和来访者双方自我完善、发展自我控制、发挥自我潜能、增强社会责任担当和人文关怀、追求生命意义和价值、培养生活情趣、享受成长快乐的化蛹成蝶的过程。

超个人心理咨询不是僵化的、偏执的、囿于成见的、拘泥于某种硬性框架和绝对标准的、作茧自缚的清规和教条，而是帮助人们提升生活品质、进行生活指导的理念和活动。

由于人本主义心理治疗理论的广泛影响，发端于人本主义心理学的超个人心理咨询所特别强调的那些理念，实际上适用于大多数心理咨询。中国心理咨询、心理治疗工作起步于20世纪90年代，经过30多年的不懈探索，在理论和实践上都有了长足的进步。时至今日，学校里的心理健康教育已经走上正规化的轨道，纳入各级学校的常态化的工作体系之中。由于心理咨询和治疗是一项专业性很强的工作，不是依靠单纯的说理和奖励、惩戒就能见效，如何提高其科学性、专业化水准，就成为确保心理助人活动实效性的关键，而咨询师自身专业发展的局限又是制约心理咨询活动成效的瓶颈。在这一情势下，宝蕊老师这本书的问世必将为广大咨询工作者增强专业胜任力、实现自我突破和自我成长提供新的视角和经验。

本书有别于传统教科书按章、节、点依次展开的叙述方式，在对超个人心理治疗进行简单介绍后，以问题为中心，结合实际案例，对心理咨询有效性的核心要素进行深入剖析。阅读本书时，你能感到宝蕊老师在同你平等对话，不经意间你会自发地产生一种参加到讨论中去的内心冲动。

本书的特点，简而言之，一是对超个人心理治疗的本质有简明而准确的概括；二是对心理咨询中若干核心问题提出了独特见解；三是结合实际案例，对超个人心理咨询的要点，以及影响心理咨询有效性的诸多要素进行了恰当的展示和深入的分析。

关于第一点，可从宝蕊老师对超个人心理咨询本质的概述中窥见一斑。

关于第二点，宝蕊老师对心理咨询中涉及的许多核心问题做了认真的思考并提出了个人的见解。例如"以人为中心"的态度和"以自我为中心"的任性；咨询师的"镜子"隐喻，咨询师自我突破、自我成长的作用；感受与情绪在心理咨询中的独特作用；咨询师在咨询中的价值中立和价值引导；是否需要对来访者下诊断和贴标签；"没有做什么，也做不了什么"的陪伴式咨询的积极作用……宝蕊老师对这些问题的思考和分析极有启示作用，极有认识价值。在这里，我仅仅提及其中一点，即宝蕊老师对情绪、感受在人的生活及心理咨询中独特作用的精到的认识。

在日常生活中，大多数文化都要求其社会成员理性、冷静、坚强，如此方能为社会所接纳。人们羞于表达自己的愤怒、怨恨、生气、哀伤、难过、紧张，倾向于逃避它、压抑它，这些被压抑的情绪转入暗无天日的"地窖银行"（无意识）中，不断发酵、纠缠，影响人的健康。宝蕊老师认为，情绪是人际关系的桥梁，人们的想法、行为、经验虽各不相同，但人们的情绪表现、喜怒哀乐却是相似的，不同民族、不同文化背景的人在语言理解上有困难，而在情绪上互相理解是不困难的。可见人的情绪和感受，相对于人的语言、理性，有其独特的作用和优势。

在心理咨询中，来访者如果只是急于解决问题，而不想承认、不去表达他的情绪，往往就是因为他不想面对自己的情绪感受；咨询师如果绕过来访者的情绪，不了解来访者情绪产生的根源，就不能帮助对方解决问题。反过来，太快地、以一种威胁的形式去触碰来访者的感受也是有害无益的。这样说来，在心理咨询过程中，情绪并不是人的认识、理性的副产品和伴生物，帮助来访者处理他的情绪本身有着特殊的意义。当然，这丝毫不意味着可以忽略对来访者的行为、认识和经验等其他方面的了解。在这一意义上宝蕊老师谈到的"理性无法了解真相，情绪才是真相的根本"确实值得我们深思。

本书内容的第三个特点是宝蕊老师围绕心理咨询中促进发展的诸多核心条件，如专注与聆听、同理心与共情、尊重与真诚、真实与具体、探索和澄清、分享等，提供了大量典型的案例，进行了深入的剖析，并附有精选的练习。读者在对这些案例的揣摩中，可以准确地了解到心理咨询的有效因素和相关方法的真义。例如在论述"同理心"时，书中不但仔细地分析了同理心与同情、共情、共感的区别和联系，而且提供了不同层次的同理心表达的实例。宝蕊老师谈到自己的写作心态时说："面对新晋或经验不太丰富的咨询师们，就想要倾囊所授。"这一句话，道尽了一片苦心。当然同样重要的是，她还说："专业不仅仅来自书本，来自老师，来自其他人的经验；最为重要的，是自己的独立思考。"也就是说，在理论知识的指引下，只有经过练习和咨询实践，在实践之后认真反思，才能真正把握这些态度、方法的要点及其运用的适宜条件。仅就这一点，也可以将专业助人活动与某些声称能向人们提供某种解决心理问题的速成秘方的"心灵鸡汤"区别开来。心理咨询师手上并没有什么一喝就见效的汤药，心理咨询是一种智慧的运用，是一种复杂的专业形式，无论是来访者自己达成心理健康的目标，还是咨询师帮助别人解决问题、改善健康状况、提升生活品质，都要靠自己的实践和反思，靠自己的努力和坚持。

作序者，即新作的第一个学习者，利用宝蕊老师赋予我的第一个发言人的地位，说了一通或有点重要或无关宏旨的话，见之于文字，是为序。

华中师范大学心理学院前院长　刘华山

推荐序二

在我早期的职业生涯中,作为一名电脑科学研究者、软体构架师、高科技公司高管、大学教授,我从中国到日本,再到欧洲,落户到美国硅谷,常常遇到很多事业上很成功的人士,他们之中很多人并不快乐,常有莫名的担忧、害怕和烦扰。"为什么有些人比其他人更快乐?"我开始关注"幸福学"。在大众媒体中,"幸福"成为时尚的标志。报纸、杂志、电视纪录片和关于这一主题的自助书籍充斥着市场。中国的传统文化中也有很多警句教导人们如何放下,如此才能与幸福更接近。

2014 年把美国硅谷索菲亚大学(前身为超个人心理研究院,简称 ITP)从破产的边缘解救出来,成为索菲亚大学的校长和董事会主席后,我开始接触超个人心理学。索菲亚大学的超个人心理学博士和硕士学位教育在世界享有盛名,培养的人才在研究、临床心理咨询、家庭治疗等领域做出了卓越的贡献。张宝蕊博士(我称宝蕊老师)毕业于超个人心理研究院,她的先生李绍崑博士于 1976 年开始传播和介绍超个人心理学,是亚洲超个人心理学推广的领头人。宝蕊老师则在我的家乡武汉开展超个人心理咨询师的培育工作,后扩展到全国各地,至今已逾 20 年。大约 4 年前,我特地邀请宝蕊老师为索菲亚大学在中国大陆地区开展硕博生的远端课程,目前已经有一批优秀的研究生。至此,我感到我所从事的事业有了一个广阔的延伸。

宝蕊老师在本书中提出的以超个人心理学为理论基础的咨询方法和大量的实例，给咨询师提供了发展潜能的"地图和指南针"，能够帮助他们成为有能力的心理精神领域探索者和个人成长成熟过程的引导者。同时咨询师自己也能够积极地将生命当成逐渐完善的过程。这种"完善"是内在的、永恒的，是从自我中心进入大我的发展。我虽不是咨询师，但身为一个教育工作者、母亲、女儿、姐妹、商界女性，读此书亦感到受益匪浅。

宝蕊老师在中国培养了大量的超个人心理咨询师。见到她时，她那自由、自在与快乐的态度，让我惊讶。她为何能够如此？经过一段时间的接触，我明白了她本人就是一个"成长的陪伴者，生命路途上的同行者"。她奉行"用敬天爱人的态度及行为，对待每一个存在物，因为个人的成长不只是造福自己，也是成就美好世界、生态及宇宙的要素"。人一旦拥有了这样的特质，怎么会不快乐呢？

索菲亚大学前校长暨校董事长　李巧云

自　序

　　能完成这本书，也是对我30年心理咨询工作的交代。对于咨询师的培育工作，至今我已做了20年。除此之外，无论是医生与病人的互动，幼儿及老人的陪伴，还是青少年的心灵教育，我都投入了相当多的精力。我发现无论是心理咨询从业者还是普通老百姓，都得面对人的关系。说实在，人与人之间除了"关系"外，真的就没别的了。用关系来解释老子的"大而无外，小而无内"是再恰当不过了。当然，哲学家们对我这般言词可能会大加讨伐，但我这个在全人心理领域摸爬滚打多年的老将深深地知道，懂得人和人之间的互动脉络是多么重要呀！

　　语言的种类，关系建立的阶段，语言表述的层次，一体关系的纠缠……我不断地将所学所思所感进行反省、调整、改变及总结突破。一路走来，收益最大的是自己。从欧洲到美国再到中国，从台北到武汉，从青少年、成人、老人到幼儿；从单身、伴侣到跨性别；从身体、心理到精神；从精神分析、行为主义、人本心理到超个人；从三维度到多维度……我惊叹于人生的丰富与多彩，多元与复杂，也感叹若没有蹚生命这趟"浑水"，容许身上沾染尘泥，我就没有办法体会到穿越的自由，人生的璀璨。一路走来，我非常感谢能够与来访者们同行。为了更深入地了解他们的观点，体会他们的感受，我往往让自己沉浸在他们的情绪与思想中，同情他们的遭遇，与他们一同感叹，甚至基于他们的负向能量，用挑战的方式来回应他们。如此，我才能对心理咨询工作有丰富的体验。非常感谢来访者们，他们是我的老师。

同时，在教学的过程中，每次课程中的亲身展示及大家的提问，让我明白要成为一位有效能的咨询师，必须放下面子，面对自己的自卑及弱点，并在生活中不断挑战与突破自我。所以，我也感谢学生们开启我的内心世界，让我意识到持续成长与发展的重要。当然，生活中我所遇到的亲朋好友，特别是那些让我产生情绪反应的，都是帮助我发现与了解自我的"贵人"。

关系中所发生的林林总总本身没有问题，人们对其的反应才是问题。有问题，咨询师才能派得上用场。只是，我认为咨询师若没有技能而去执业，是一种不负责任的态度，会产生伤人也伤己的后果。这一点，咨询师们要谨记！

希望这本小书能够给咨询师们带来帮助，甚至对专业咨询师也有一些参考价值，如此，我的心愿就达到了。

目　录

第一章　"道"的原则在心理咨询中的运用/1

第二章　超个人心理学简介/6

第三章　超个人心理学对精神疾病的看法/15

第四章　什么是助人者——超个人心理咨询师的必备条件/23

第五章　语言的种类/30

第六章　心灵的作用/37

第七章　意　识/44

第八章　心理咨询的阶段与过程/50

第九章　专注与聆听/56

第十章　"感受"在咨询中的运用/73

第十一章　同理心/共情/87

第十二章　具体、探索与澄清/109

第十三章　挑　战/121

第十四章　尊　重/129

第十五章　真　诚/137

第十六章　真　实/144

第十七章　经验分享/158

第十八章　家庭作业、结案、转介/166

第十九章　咨询室的设置及其他注意事项/173

第二十章　一些重要观念及问题的澄清/179

参考资料/190

附　录/193

后　记/196

第一章　"道"的原则在心理咨询中的运用

有一天早上大约十点钟，晓万走进了咨询室。这是一个很平静祥和的早晨，开门让他进来的时候，一切正常，没什么异样。然而，当咨询室的门关上，他坐下，我自己也坐定了的时候，我感觉到一股强烈的怒气从我腹部升起，似乎是针对他的。这是怎么回事？我很惊讶，立刻检视自己是否对晓万有负面情绪。没有呀！从认识他起，他向来笑容可掬，和蔼可亲。为什么我会对他生气呢？他和我没有什么牵连呀！这个现象的产生让我困惑。因此，我决定直接对晓万分享这种感受，看看他对我这怒气有何想法或是反应。我用充满愤怒的语调对他说："我现在觉得对你很生气。"我期待他会有一般人正常的反应，譬如收起笑容想了解原因；或者对我不高兴，因为我莫名其妙；或者觉得委屈、害怕，因为我无缘无故地对他生气。奇妙的是，他并没有这些反应，笑容依旧挂满脸，两眼看着我，好像没有听到我在说什么。因此，我更生气地对他说："我真的很生气！你怎么会无动于衷呢？"他很从容但无奈地对我说："我早就习惯了。生气有什么用？生气有什么用？"在他说第二个"生气有什么用"的时候，眼泪哗啦哗啦地流了下来，而且声调提高了许多。一下子我内心的怒气像被扎破了的气球一样消失了，整个人也松弛了下来。在那一瞬间，我明白了这怒气其实是他的，只是他从来就拒绝它，没有接受它，因为"生气没有用"呀！他一直哭，哭了很久。然后抬起头来对我说："好久好久没有哭了，现在觉得舒服多了。"他开始叙述生活的现况，展开了整个咨询过程。

他述说着与爱人的恶劣关系，两人总是吵架。但时间久了，他觉得没有用，就保持沉默。他以为这样就能改善彼此的关系，没有想到的是，他爱人的火气更大了。晓万对怒气的压抑非但没有改善家庭关系，反而让家庭关系更糟糕。为什么会如此呢？因为情绪是一种隐藏不了的能量，晓万的生气在压抑中并未消失，反而在他的家庭中"泄"了出来，感染了他的爱人及孩子。除了他的爱人更生气之外，孩子也有多动与任性的表现。

超个人心理咨询的"道"

近几十年来，越来越多的心理学家（Vaughan，1995；Schwartz，1975）发现，要想更有效地帮助来访者，咨询师已不能仅扮演"专家"或是"指导者"的角色，而是要遵循来访者的"道"，用心地陪伴他、聆听他。以下是卡尔·罗杰斯（Carl R. Rogers）与马斯洛（Abraham H. Maslow）对"道"的看法与运用：

人本心理学大师罗杰斯在《会心团体》（*Encounter Groups*）中提到，在团体聚会前他不做任何计划。如果要做的话，仅写份纲要，但是有没有按照这个计划进行，却不是由他决定，而是由团体决定。他又提到，自然发生的状况，才是团体所需要的，任何"技术"或是"活动"，无论是角色扮演、肢体的碰触、心理剧或是其他，都可以在团体中运用，重要的是它们是在"当下"的自然发生（Rogers，1970）。

罗杰斯反对权威、专家们的自以为是，所以他提出了非指导式的"以人为中心"的咨询方法。他主张咨询师必须要"真实"（genuine）、"真诚"（congruence），要表里一致，并且要对来访者表达出无条件的关怀（unconditional positive regard），这都显示出他信任咨询中的"自然"会带动整个过程及结果。这才是真正的尊重——尊重"当下"的存在，尊重来访者在咨询过程中的自发性（Rogers，1980）。他主张每一个人的内在都有一种成长的价值导向（valuing process），会带动其内在的潜能，突破困境而不断地超越与提升。要激发来访者的内在潜能，咨询师就必须具备三个条件：信任、聆听与同理心（empathy）。罗杰斯在巴西带领七八百人的成长团体，就"什么事也没做"，只是让大家凭着内在直觉来运作，他只是静观其变。他在《存在之道》（*A Way of Being*）一书中提及老子思想对他的影响："致虚极，守静笃，万物并作，吾以观复。"

宇宙的道是虚无和宁静的，人类必须在宇宙内致虚于极点，守静于笃实，方能在万物并作的情形下，观出它们往复的道理（林安格，2000）。这位以人为中心的治疗大师，用这种"宁静"与"静观"的态度来帮助他的来访者，而成为世界上影响力最大的心理学家之一，也成为世界上最有名的一位和平工作者。他曾在 1978 年时帮助美国总统卡特（Jimmy Carter）于大卫营内用这种方法协调以色列与埃及的关系（李绍崐，2000）。

另一位心理学家是中国心理学界所熟知的马斯洛，他主张的是"反权威与反控制"。他不仅在生态学、人种学的研究中主张要减少干涉与控制，且在人的尊严上亦表示要信任个人感受，去追求更大的成长与自我实现。这就是说，人们要重视的是"自然自在"，是"自动自发"，而不是事先预测，更不是外在掌控（Maslow，1971）。他对"道"的体悟，突破了西方心理学的局限，而向东方的智慧展开了探索。

宁静中的心灵互动

有一天，楠楠走进了咨询室。当他坐定之后，我开始用所谓的谈话疗法"技术"与他交谈。他描述他的身体很差，每个星期至少感冒一次。我问他身体为什么这么差，为什么会常常感冒。他说他从小身体就很差，开始了冗长的叙述。我觉得有些无奈，这种有问有答的情况，似乎没有办法进入问题的核心。在此同时，我注意到他的两个大拇指打起圈来，双手放在生殖器附近的位置，其他手指很是僵硬。我问他有没有注意到他的手指状况，他回答说："没有呀！"（明明如此明显，他却否定了。正常的情况下，一般人会说"我没有注意到呀！"）有意思的是，在我的提醒之下，他的手指依然僵硬，但是两个大拇指绕圈的动作被刻意地放缓了。直觉告诉我这是一个重要信号，所以我要他闭上眼睛，夸张地表现手指的僵硬，并且刻意转动拇指。之后，他的拇指越转越快，头及身体开始向后仰，且开始喘气。他越喘越急，不断咳嗽，还想呕吐。我问他当下几岁，他说是初中一年级，然后又告诉我他的身体很差，他的问题不是自卑。奇怪，我没有提到他自卑呀，但是他却主动地否认了自卑，这又是一个提示。同时，我注意到"身体很差"这个主题再次出现。于是我顺着他说"你的身体很差"，他又开始喘气，且喘不过来，他张开嘴大口大口地吸气。我仍然"亦步亦趋"地陪伴着他，不着急也不惊慌，只是静静地观察这些变化。

我关注楠楠外在的表现，也聆听我内在心灵与楠楠心灵的互动与呼应。我问他："你的身体怎么会这么差？"他不回答，只是皱眉头，撇着嘴巴，这是另一个信号，此时整个过程已进行了一个小时。我觉得该到暂停的时候了，所以要他深呼吸后睁开眼睛，我们恢复了语言交流。

他又说："我的身体很差，我觉得比不上别人。"我并没有追问他身体为什么差，因为我明白如果我陪伴得好，当他觉得安全时，他会自己说的。果然，在接下来的谈话中，由于我的开放与包容，他说出了他有过度手淫的毛病，这种毛病可追溯至初中一年级，如此才把身体搞得很差。他内心有很深的自卑与内疚。难怪他的手指僵硬并不自觉地放在生殖器的部位。表述完之后，他深深地吐了一口气，身体放松了许多，而我也相对地放松了，一切都是这么的自然。他后来告诉我，那次治疗解开了他多年来不敢面对的心结，治愈了他的过度手淫习惯，后来他的身体越来越好。

心理咨询在宁静的心灵互动中，在沉思默观（meditation）的意识状态中发生，咨询师与来访者之间没有很多的话语，有的只是接纳与容许、聆听与陪伴，就像溪水流过，自然与稳定。我聆听、观察来访者的所言、所行，并顺势回应，这是一种很奇妙的经验。我实在是没有做什么。其实，也做不了什么。

小　结

李约瑟（J. Needham）在他的著作《中国科学技术史》中强调道家经验主义的看法。他说，道是一种直接的洞见（insight），这种观点在西方心理学之父弗洛伊德（Sigmund Freud）的精神分析中也有同样强调，他认为"洞见"是极其重要的。只是一般治疗师太强调分析的"权威"，而忽略了直观的洞见。洞见，不是靠思维可以得到的，因为它超越了头脑的层面，必须通过直觉与静观的结合而得到，它是一种体悟或领悟。

在心理咨询的"道"中，这种万物自化的包容与信任、静观自得的沉稳与深奥，为心理咨询师提供了多样化的专业发展道路。一些心理学家根据心灵悸动所产生的肢体运作创立了自发表达（focusing）；通过聆听心灵的呼声而创立了心灵日记法（journaling）；基于手指对黏土、水彩的反映，开创了表达艺术疗法；根据内心当时的感受、展现事件的过程而创立了过程心理疗法（Process-oriented Psychotherapy）……我本人则根据来访者的叙述、肢体表现所传达出来的能量、信息，以及其在我内心所激发的悸动、直觉与洞察，创立了"直观疗法"，使我在咨询过程中更自在、更轻松，也使咨询更有效。

这些理念和方法更有弹性、更开放、更宽容，也更体现了心理学与心理咨询整合成长的本质，因为这是"顺应自然""时势所趋"。

第二章　超个人心理学简介

　　它寓于一切之内，虽然并非一切，一切都不知道它，一切都是它的躯体，它从内部控制着一切——它是你的灵魂，内在的统治者，神祇。

　　数个世纪以来，心理学家们都在摸索什么样的心理学更能正确地描述人类的心理及帮助人们更健康地成长。在此历史的演进中，有四个非常重要的流派，目前有许多的书籍对这四个流派有详细的介绍。读者若欲进一步了解，可参考李绍崑的《美国的心理学界》、李安德（Andre Lefebvre）的《超个人心理学》、布兰特·寇特莱特（Brant Cortright）的《超个人心理学》、郭永玉的《精神的追寻》等书。

心理学代表人物

　　以下分别介绍心理学领域的几位关键人物，他们影响了全世界心理学的进程，也促进了超个人心理学的发展。

弗洛伊德

　　很多人一定觉得奇怪，弗洛伊德是古典精神分析的鼻祖，与超个人心理学有何瓜葛。首先，我们要了解什么是心理学，"心理学"是英文"psychology"的中文翻译，而该词来源于希腊语，是"灵魂"和"认识、知识"的组合。从原词构造来看，心理学应是认识或了解灵魂的知识。弗洛伊德的思想原本即是探索灵魂的一门学问，但由于其原著是以德文书写，经由翻译即成为现在心理学的概念。然而，当深入了解西方心理学的定义之后，我们又会因不同流派而有不同的定义，譬如美国心理学之父威廉·詹姆斯（William James）认为"心理学是了解人类意识的一门学问"，而行为心理学的定义则是"了解人类行为的一门学问"，见仁见智。我们可从定义来了解不同流派的发展方向。读者有兴趣的话，可进一步了解与探索。弗洛伊德在晚年所著而未发表的文章中表达过，他真正想要研究的是"心灵学"。但由于他当时已是世界的精神分析带头人，后人就不方便再提及此事。

荣格

世界上最知名的精神分析师除弗洛伊德外，另一位就是荣格。两人虽是从师生的情谊开始，却以分道扬镳告终，弗洛伊德甚至认为荣格背叛了自己。分道扬镳的理由是，弗洛伊德的精神分析认为来访者是病态的，是不健康的，而荣格却用"种子"的形象来表示人的发展不是病态的，而是成长导向的。荣格也是最早将道家思想有效地传播给西方心理学界的一位大师，他介绍了《太乙金华宗旨》，将"成长的炼金术"概念广泛地介绍给西方的读者。道家的思想，原本就是超个人心理学与治疗的最高圭臬。

卡尔·罗杰斯

罗杰斯是世界上最有名的人本心理学家，他提出的咨询与治疗三大要素——同理心（empathy）、表里如一/真诚一致（congruence）、无条件的积极关怀（unconditional positive regard），深深地影响了众多心理学家。许多流派都认为，与来访者建立良好的咨询关系要以这三个要素为基础。然而，有意思的是，几乎没有人觉察到罗杰斯的理论基础其实与中国古代哲学思想有相似之处，无论是带领小团体或是七八百人的会心团体，他都以"无为无不为"的道家态度来进行，这可以从他的著作中看出。

马斯洛

马斯洛是人本心理学的大家，其需求层次理论为心理学家们所尊崇。需求层次理论中的最高层次——自我实现，也深深影响了众人而成为人生的目标。但他发现，有很多人对人本心理学存在错误认识，进而发展成"任性""自大""自我中心"。晚年的马斯洛在其生命经验中，明白了人本思想的弱点，进而提出了所谓的"高原经验"（Plateau Experience），认为需要平静、平安，人生最优的体验应是当下的宁静，这也是道家思想影响的结果。至于自我实现，原文为"self-actualization"，后来发展成"Self-realization"，将小写"s"变成了大写"S"，由自我实现变成了自我超越，意思是人的需求是要从小我的自我实现进入大我的实现，大我是超越个人的，所以马斯洛与其他的人本心理学家（如苏特曲、格罗夫）将人本心理学拓展为超个人心理学。

经典物理学——旧科学与心理学

古代西方的科学知识来自古希腊哲学家亚里士多德的整理。到了文艺复兴时期，西方科学有了进一步的发展，及至 15 世纪后期，人们开始用科学精神来研究自然，并运用实验来检验纯理论（Capra，2012）。后来牛顿（Isaac Newton）就在这个精神、物质分割的理论基础上发展出了机械宇宙观，并奠定了经典物理学的基础。这种精神与物质截然分裂的研究方法，在冯特（Wilhelm Wundt）的心理实验室（1832—1920）中被广泛运用，以至于华生（J. B. Watson）与斯金纳（B. F. Skinner）的行为心理学将所有的心理现象都归结为刺激－反应的结果。

这种二元分裂的科学与技术观（science & technology）引导了整个人类的文化与历史的发展，从显微手术（micro-surgery）到太空穿梭，为人类的文明带来许多奇迹。然而，科学与技术也使我们的眼光、思想变得狭隘，人与人之间的关系因物质的发展与充实而变得疏离与冷漠。人们对科学主义盲目崇拜，误以为只有可被观察和丈量的才是有价值的。最终，人成为可被分析、归纳、观察、丈量的生物体。笛卡尔的"我思故我在"令人们将自身与思维连在一起，而非身心灵的有机发展。人们渐渐丧失了对其他存在物及对宇宙的尊重，走入自我崇拜的死胡同。

心理学跟随传统科学的脚步，一直被归类为自然科学，有着固定的范式。冯特于 1879 年在莱比锡大学（University of Leipzig）建立第一所实验室，一百多年之后，物理学界发生了颠覆性的转变，经典物理学因量子物理学的崛起而失去了原有的地位，人们不得不重新思考原来认为理所当然的科学定义。

其实，古希腊哲学是传统物理学的源头，当时的科学、哲学和宗教学，如中国古代长期以来的文史哲不分家一般，是浑然一体的，目的只是想发现事物的本质及真相。物理学"Physics"一词来自希腊语。这种为探索事物本质所做的努力，也承载了所有神秘主义的任务。

在这种精神与物质没有区别的情况下，一切都是具有生命和灵性的。直至公元前 5 世纪，原子的概念第一次被提出（Capra，2012），那时大家认定原子是物质的最小单位，自此，精神和物质开始有了界限。哲学家们的注意力转向了精神世界，而以物质为研究对象的科学发展是到了文艺复兴时期才开始的。现代科学之父伽利略（G. Galieo）是将经验知识与数学结合的第一人。

16 世纪的法兰西斯·培根（F. Bacon）是实验科学的创始人，也是近代归纳法的创始人，亦是将科学研究程式进行逻辑组织化的重要人物。培根认为，人只有透过观察和实验，才能客观地看到这个世界，所以一切都要依赖人们的经验和其所观、所实验的结果。他主张一切要靠实验、推理与归纳，对后世的影响非常深远，延续至今。

量子物理学——新科学与心理学

19世纪末20世纪初，物理学家居里夫人（Madame Curie）、赛曼（P. Zeeman）、伦琴（W. C. Röntgen）等人皆在研究中对旧物理学发起了挑战。同期的玻尔（N. Bohr）、普朗克（M. Planck）、爱因斯坦（A. Einstein）在量子物理学上的发展及突破，更是与经典物理学相违背，冲破了经典物理观念对人们的长期束缚，为人们建立新的概念、探索新的理论开拓了一条新路。当时他们受到了很多物理学家的质疑与唾弃，然而，事实终究可战胜人们的固执。许多物理学家认为，19世纪是物理学发展史上一个新纪元的开端，它标志着人类对自然客观规律的探索从宏观领域进入微观领域，因而标志着物理学新时代的开始。

经典机械力学认为，时间和空间是绝对的概念。但是爱因斯坦的相对论却发现时间并不独立于空间，二者有密切的关系，因为引力具有令时间弯曲的效应。"时－空连续体"的思维是科学重大的变革。量子物理学家卡普拉（F. Capra, 2012）竟然形容近代物理学走的是一条具有情感的道路。这就是新科学的突变。

中国科学院朱清时教授曾经用量子物理学解释佛学对"意识"的看法，他认为"意识"是一种量子力学现象，"意识的念头"像是量子力学的测量。人的"意识"不仅存在于大脑中，也通过量子纠缠而存在于宇宙某处。如此，人在死亡后意识就可能离开身体，进入宇宙。量子物理学家认为有些人濒临死亡的体验实际是大脑中的量子信息造成的。

2003至2009年，康特做了系列实验，他证明了人的精神，即意识状态，存在量子纠缠的现象。玻尔是量子纠缠现象的首先发现者，所以量子纠缠又叫作"波尔定律"。另外，物理学家彭罗斯（R. Penrose）写了一本研究意识的著作《皇帝新脑》，他认为人们正进入"智慧时代"，有一点是任何电脑及机器人都做不到的，那就是"直觉"；人们的大脑能够产生直觉，直觉的现象只有量子系统才能够产生。每个社会、每个国家的整体呈现是与意识有关的。每个人的意识也与他的心胸、眼界及看世界的角度息息相关。心理咨询其实就是帮助来访者认识到自己的意识层次及内容，进而做出调整与转化。后面会有专门的一章来阐述意识与我们全人健康的关系。

超个人运动及超个人心理学的崛起

即使量子力学已证实了新科学超越牛顿的经典物理学概念，改变了主流心理学的范式，但奇怪的是，西方主流心理学界仍受到认知行为心理学的左右，没有丝毫的松懈。有鉴于此，一群美国心理学家，如马斯洛、格罗夫、苏特曲等人，于1969年在美国旧金山发起了一个所谓的超个人运动（Transpersonal Movement）。此运动以心理学的再反思为出发点，超越了精神分析（Psycho-Analysis）、行为心理学（Behavioral Psychology）、人本心理学（Humanistic Psychology）等传统心理学，强调人与天、人与地、人与宇宙万物的互动关系，形成了以这些关系为中心的超个人心理学（Transpersonal Psychology）。

在近几十年中，除了心理学的发展外，哲学、人类学、精神医学、社会学、生物学皆进入了超个人的研究领域，且蓬勃发展。这一切的超个人研究领域，通称为"超个人学"（Transpersonalism）。在20世纪70年代，台湾有一群由李绍崑教授带领的心理学家、哲学家、宗教家，他们共聚一堂，紧跟超个人学的脚步，讨论超个人心理学与人类及世界的关系。为了更好地引进这一先进的学科，他们经数天的商讨研究，认为应将"超个人学"译为"精神学"，以使国人能更容易地了解其真正的内涵。后来，经由笔者与超个人心理学家李安德等人的深思，认为还是忠于原文翻译，回归"超个人"心理学比较合适，因"trans-personal"的"trans"就是"超越……之上"或"横穿……"的意思。在传播过程中，读者们只要清楚精神心理学就是超个人心理学即可。

根据超个人运动先驱苏特曲（1996）的研究，超个人心理学是研究人们的超个人经验与其所引发的一切现象的心理学，它包括与超个人经验有关的起因、经验效果、功能及发展，以及由此衍生的实践及应用。苏特曲虽然勉为其难地下了这样的定义，但仍然担心定义超个人心理学本身就是一种局限，因为它不仅仅是一门学科，且是一个开放而有机的过程，本身是不断发展与突破的；他进一步强调，超个人经验不仅仅是个人的，且是一个包括了他人、其他生物及宇宙的跨越界限的经验。

意大利心理学家阿萨吉欧里（R. Assagioli）的心理综合学（Psychosynthesis），就是用超个人经验来了解全人发展的新兴科学。他认为人性整合必须将个人的人格放在"大我"（Transpersonal Self），即"超意识"（Super-Consciousness）内，接受来自此智慧的洗练与融合。卡普拉（Capra，2012）认为在宇宙的存在内，所有的一切都是整体的一分子，彼此息息相关。在《物理学之道》一书中，卡普拉认为宇宙是一个更接近东方智慧的"一个不可分割的存在，它永远在运动，是有生命的、有机的，是精神的，同时又是物质的"。

格罗夫则在他的《非常态心理学》（*Psychology of the Future*，2003）一书中述及超个人心理学，认为超个人心理学是将人类"精神"（spirituality）视为宇宙发展机制及人类心理的一个重要维度，人们必须重视此"精神"层面的发展以便更了解人类心理的发展。超个人心理学研究人类所有的经验，包括出现在非日常意识（non-ordinary consciousness）层次的心灵体会与反应、冥想实践的观察、各种宗教信仰操练修持、神秘体验的喜悦、精神应急状态（spiritual emergency）、灵性危机、治幻疗法、催眠疗法、经验性心理治疗及濒死的各种情况。这些超个人经验包括心理上死亡与重生的经历，宇宙意识的感应，与其他人、物、大自然、整个世界合一的神秘体验等。

美国超个人心理研究院教授黑斯廷斯（Hasting，1997）说过，经历这些超个人经验者，在面对日常生活时，都会有一个新的态度及认知。他们比一般人平安、喜悦、有弹性、自尊，他们都经过了对初层次人性（ego）的超越（transcendence）而转化（transfor）至另一个较高的层次（beyond-ego）。他们从关心自我（self-caring），走入关心他人（altruism）的大爱之中。

超个人心理学的原则

超个人心理学是一门提高人类生活素质的学问，它不仅谈理论，同时也是生活的指导原则：

· 有道德伦理的生活态度——除了个人成长之外，还承担起家庭责任、社会责任、世界及宇宙责任。

· 情绪的了解与超越——身心灵的整合，有一个既理性又感性的整体。

· 动机的调整——走向清明觉知之路。

· 注意力的培养——视野的开阔。

· 觉察力的细致化——大而无外、小而无内的态度。

· 智慧的开发与积累——听从内在统一中心的声音。

· 慈悲的体现——超越功利及表象而纯粹。

· 服务他人——超越任何边界与障碍。

· 对所有存在物的尊重——无论看得见或看不见。

· 所有的一切都含有信、望、爱的种子——朝向永恒的生命发展。

小 结

那么，超个人心理学到底是什么呢？柯西尼（Corsini）在 1984 年主编的心理学百科全书中提及超个人心理学是西方与东方心理学的融会产物（Lee，1992），它不仅对心理学界有影响，更是对全人类的发展影响深远。这个说法带领人们从心理学是西方产物的刻板印象中走出来，拥有了新的思维与眼界。心理学不单是西方的，也不单是东方的，而是属于全人类的一门学问。

超个人心理学的研究领域较广，其内容包括印度的精神修炼；非洲的传统文化；远东国家的心能研究；中国的儒家思想、心学，以及非常受欢迎的道家的智慧、佛家的意识论、禅宗偈语公案……超个人心理学尝试冲破范式的局限，融合各种精神、灵修的知识与操练，将人们引向自我追寻及探索的道路。人们在生活、生命中经历种种困惑与困境，就好像在穿越各种不同的黑森林一样，超个人心理咨询与治疗就是支持、陪伴每个想成为"自己"的存在。

第三章　超个人心理学对精神疾病的看法

几年前，有一次我在某地讲课的时候，一位家长非常沮丧地来找我，因为他的孩子坤坤被两个医生诊断为精神分裂症，想让我看看他的孩子。当我见到坤坤的时候，他那忧郁的表情深深地触动了我。我心想，坤坤这个孩子一定有很多的哀伤和愤怒。

坤坤告诉我，他常常会看到一个穿白衣的人，那个人告诉他说这个世界没有什么好留恋的，要他去死。这个现象持续了很长一段时间。坤坤告诉我，这个白衣人是来救他的，这个世界真的很不好，他真的很想去死。其实，我很不明白为什么医生会认为他是精神分裂症。我猜想大概符合了目前精神疾病诊断的标准——幻听、幻视，而这种现象持续了很长一段时间。

在与坤坤交谈的过程中，我了解到这个孩子对他的父亲非常愤怒，已经不跟父亲说话好几年了。他读高中时常常逃学，也就常常被保安抓回来，有一次他甚至和保安打架。他很不信任周围的人，觉得每个人都瞧不起他，他也瞧不起别人，但同时又感到很失望，对自己、对父母、对师长皆是如此。从交谈中，我了解到这个白衣人是观音，是来接坤坤到那美丽、没有痛苦的地方……

另有一个案例，一个女孩曾经上过我的课，跟我通过多次电话，要我帮助曾经住过精神病院的父亲老李。

为什么老李会住进精神病院？在谈话中我了解到，家人觉得他是个性

"软弱"的人，家中有五个女儿，加上妻子，一共六个女人都期待家中唯一的男人能够保护她们。然而当地的人际关系比较复杂，老李非但没有保护这些女人，还让邻居占了她们很多的便宜，所以他在家中受到很多指责，甚至被妻子打骂。在这种环境中，老李就越发畏缩，不再开口与家人交谈。由于他白天不说话，却在晚上与家中的神像说话，孩子与妻子怀疑他有精神病。当他们告诉老李要送他到精神病院治疗时，老李拒绝了。因此，他们就请邻居来帮忙。当然老李是不会束手就擒的，所以撒腿就跑，没想到邻居追了上来，他为了保护自己，就随手拿了一把刀自卫。这就更造成了他的"精神病人"形象，人们更是努力地将他"绑住"送到精神病院，一住就是几个月。

上述的坤坤和老李都服用了精神病药物，但是没有太大的效果，除了神情呆滞了些，行动迟缓了些，其他方面没有什么进步与改善。

传统心理咨询与治疗理论基础

从冯特于 1879 年在德国莱比锡建立世界第一个心理实验室开始，实验心理学与行为主义一直引领心理学的发展。后来，弗洛伊德的古典精神分析在心理学与心理治疗领域占据了一席之地。长期以来，所有不能丈量、实验或是分析的理论，都被鄙视与忽略。而精神医学在古典精神分析的影响下，更是从物质的、神经机械的与病理学的角度来对待所有在精神或是心理上有问题的人。至今，这种所谓的心理学与心理治疗的观点，仍然是所谓的"主流"。在这种观点的指导下，病人是用来治疗的，而非关怀的对象；病人是被研究条件反射的主体，而非生理、心理、精神息息相关的全人。所以，他们被称为"病人"。这种一般人所认同的心理学与治疗理论，其实是以西方二元思想的物化概念为基础的。

有意思的是，1987 年时，有 75 位诺贝尔奖得主在巴黎发表了一个宣言，他们认为21世纪全世界都要向中国的儒家思想学习，否则世界的发展就会走入困境。除了儒家思想外，道家的思想也影响着包括心理学在内的许多领域，如新物理学、哲学等。《道德经》在全世界有一百多种翻译版本。"无为无不为"的道家态度，也对心理学家与治疗师产生很深的影响。超个人心理学就是用了"无为无不为""随道而行"的态度，尊重来访者的步伐，达到有效的咨询与治疗。所谓"咨询的道"，就是超个人心理咨询遵从的服务守则。

但直至数年前中国的心理学界仍不敢宣称自己有心理学，只敢表达有"心理学思想"。这就是深受西方传统心理学理论的影响而妄自菲薄的结果。其实，孔子、孟子、朱熹、王阳明等许多的古人，都可以自成一家，堪称心理学家和心理治疗师。

超个人心理学基础理论概述

所有流派的心理学都有范式（paradigm），也就是说要符合一定的条件，才能够宣称这是某个学派的理论。然而超个人心理学派的学者们并不认为超个人心理学需要一定的形式或规格，因为它是开放的、不断发展的。所以，我们就将多数学者的一些看法归纳起来，形成一定的基础理论，下面对其进行简单介绍。

人不仅仅是物质与心理的组合，还有内在心灵的部分
超个人心理学认为，人的生命本质远远不止传统心理学所指的可分析、可丈量的部分，有许多的现象是由我们的内在心灵所产生的，它是物质与心理结构的根本。

意识是多元的、多层次的
传统的心理学认为意识有常态意识、潜意识、前意识等，很少谈及其他的意识。其实，意识是多元的，有很多不同的层次，如实验心理学博士查尔斯·塔特提出了"变换意识"这一概念，意大利精神分析师、超个人心理学家阿萨吉欧里将意识分成七个层次，等等（相关内容可参见本书第七章）。全回归呼吸治疗家斯坦尼斯拉夫·格罗夫经过四十年的研究，了解到所谓的非常态意识，能够达到传统心理治疗所无法达到的疗愈深度。这些都是超个人心理学的意识观念与传统心理学及治疗的不同之处。

人是有机心灵的存在体

人为什么会生病、会沮丧、会自杀？其中一个重要因素是，人是一个有机体，是追求生命意义的个体。这个有机体有一个成长的过程，有一个追求圆满的过程。没有意义的生活是不值得过的。所以，当一个人觉得没有生命意义的时候，就会出现看起来像精神疾病的症状，其实没有任何药物能够治疗，在他们领悟到生命的意义与价值的时候，这种症状自然就会消失。我们称这种现象为"精神应急"或"灵性危机"（spiritual emergence）。这也就解释了人们为什么会有彼此支持、彼此分享的"超越个人"的需要，因为生命的意义是一个人活着和活得好的重要元素，是"生命力"的体现。

人类是小宇宙，他们在回归大宇宙的路上

佩尔斯所创的完形疗法（Gestalt Therapy）讲的就是从部分到完整的一种疗愈。只不过他将范围局限在人的个体上。殊不知，从整个宇宙来表述，人只是所有存在的一部分，而不能称之为整体，这也就是人们会有所谓的存在性的孤独感或不完整感的体验。超个人心理学与治疗就是帮助人们超越个人的范畴，进入大我，也就是大宇宙的领域内，这样才会彻底消除那种内心深处的孤独感和不完整感，进入"静独"的参悟天地的境界。

从向外索取转为向内在寻根求源

朱熹曾经写过一首诗："半亩方塘一鉴开，天光云影共徘徊。问渠那得清如许，为有源头活水来。"心理学就是针对人们内心不祥和与不快乐而产生的，为了找到人们生存的出路，使人们活得更愉快，各种理论和治疗方法层出不穷，但是效果有限。朱熹老先生在这首诗中很清楚明确地将快乐的源头给我们指了出来，那就是内在的源头活水。

人类最大的问题就是向外寻找答案，将自我的价值建立在别人的赞美与认同上，却忽略了最大的智者就是内在的圆满真我。传统的心理学对直觉、灵感予以否定。其实，我们内在原本就是圆满具足的，只是因为我们妄自菲薄，不认识自己罢了。

内在与外观的合一

在上课的时候，常有学生突然进入变换意识，认不出自己当下的现实环境。譬如，在一次前世疗法的学习过程中，一位学生就"变"成了前世的一条遇到危险的蛇，开始大喊大叫。记得多年以前在一所精神心理医院教学的时候也有类似情况出现，当时医生就问我要不要打镇静剂。其实，这就是典型的精神科医学的处理方式——打针，镇定。我拒绝了医生。这种进入某种我们不熟悉状态的情况，其实是正常的，因为每个人都有其成长环境与经历。这种为主观意识所控制的状况，有人建议要用抽离（disassociation）来处理，事实上，要做到抽离是很困难的。后来经过长期的观察及研究，我发现如果我们在当下让当事人将注意力转移到外在的环境中，如，告诉我墙壁是什么颜色，屋里有几盏灯，窗外有多少棵树，衣服上有几个纽扣，衣服有几种颜色等，经过一段时间，这个人往往会恢复他的客观意识，看得到其他的存在体而非只是停留在内在的世界中。这种将注意力转到外在的环境及所有物的方法，我们称之为"外观"。当内在的注意力结合了外在的注意力时，这个人就能够回到"正常"的状态。生活中，人们呈现出来的问题往往是内在不一致所造成的冲突与矛盾。一旦内在紊乱，外在的世界也会偏差错乱。当然，人性的发展本身就是在冲突矛盾中求得整合，在混乱中获得清明，在偏差错乱中得到智慧。这就是超个人心理治疗的基本认知。

以上的六点，是我总结的一些最为基础的超个人心理学观点。如果想要对超个人心理学的理论有更多的了解，可以参考中美精神心理研究所出版的《超个人心理学》，台北心灵工坊出版的《超个人心理治疗：心理治疗与灵性转化的整合》等书。

超个人心理治疗

在超个人心理学理论基础上发展出来的心理治疗，是一种与精神分析、行为心理治疗及精神医学的病理学导向很不一样的方式。它突破了人本心理学以个人为本的偏狭范畴，而进入与其他的存在体、与天地合一的更宽阔、更开放、更有利于发展与成长的一体关系中。超个人心理治疗倡导人与自己的肉体、心理、精神的一体，与其他人的一体，与天地万物的一体，这是一种意识的探索与整合的过程。

前文曾提及变换意识，对于一些看似有精神疾病的来访者，可以进入这种意识中去了解发生在他身上的创伤，透过再次经验那曾经发生过的情景与事件，修正、改变与转化他的信念，能够起到更好的治疗作用。超个人心理学强调的是"回到深层次的记忆中去了解事实的真相"（我们在头脑中的认知，很多时候是不正确的），这样才能治标又治本。

著名超个人心理学家、心理治疗师斯坦尼斯拉夫·格罗夫在其著作《非常态心理学》中谈到了全回归意识，在这种意识中的人会有所谓的"两只脚踩在不同世界里"的感觉，也就是说他会经历两种不同的现实，传统的精神疾病大概表述的就是这种状态。但事实上，这个人并没有精神病，只是进入了另外一种非常态意识，在这种意识中，如果得到正确的理解与帮助，他的视野、与人的关系等都会有很大的进步与突破。

这种全回归的意识会改变一个人的感官知觉。当他闭上眼睛的时候，感到被历史、动物、大自然，或是集体潜意识的心像包围，这些能够将他带入原型的生命和神话经验的领域。当他睁开眼睛的时候，对环境的直觉也因这种意识生动的投射而得到转化提升，包括各种声音、躯体感觉、嗅觉和味觉的改变。与这种全回归状态有关的情绪非常多，常呈现出极端的形式，例如：难以抑制的狂喜、如醉的幸福感、深不可测的恐惧、极大的愤怒、彻底的绝望、强烈的罪恶感等。

生活中，一个人会被各种信息淹没，却不能用日常思维的方式对它们进行筛选判断。随着时间的推移，他渐渐能够对自身历史、潜意识活动、情绪困扰和人际关系问题等展开深入的心理洞察，也能对超常的现象有超出常人的体悟。有兴趣的读者，可以进一步对此类意识进行更多的探索。

检视与讨论

现在我们回到坤坤和老李的案例中，针对这两个案例，我来谈谈超个人心理治疗的看法。

坤坤几年没有跟父亲说话，而且非常地仇恨他。坤坤讨厌那所他正在就读的高中，学习上有困难，一方面对他人抱怨，另一方面又对自己很失望。从坤坤的生活中我们不难看出，他的愤怒与哀伤是非常合理的。在这种"不安全"的情况下，他的认知也就是意识必定会改变。他看到穿白衣的观音，反映出他的内在需要，因为观音是慈悲的，带给人的是安慰、安全、温暖与"遐想"——我们可以在其身上投射所有的理想。如此看来，坤坤并没有什么精神疾病，只是内心苦闷却寻找不到出口。在开放及信任的互动之中，让坤坤建立起非常牢固的安全感后，我们进行了治疗。现在的他，情绪平稳，与父母的关系都很好，而且有一份很好的工作。至今，我也没有发现他有精神分裂症的现象。

同样的，老李是一个被高度期待的丈夫与父亲，其实是一个内心很恐惧、很压抑的人。试想，如果是我们遇到这种情况，大概也会很害怕的。六个女人的依靠压在一个男人的身上，确实很难呀！既然不敢跟她们说话，内心的痛苦只好向"神明"表达了。这是其一。至于要送进精神病院，老李拒绝甚至拿刀自卫，在当时的情形下其实是很正常的反应。

由于语言的障碍，老李的方言我无法完全听懂，但是在心灵的交流中，他与我建立了很信任的关系。他看着我的眼神，让我感动。我没有反对他与"神明"交流，只是了解了他们交谈的内容，并且鼓励他也将想法与家人沟通。当然，我也与他的家人们做了一次谈话，大家也明白了自身的原因，愿意自己承担自己的责任，尤其是妻子，答应不再打骂老李。后来从他的孩子那儿知道，他慢慢地开始与家人沟通，也不再需要药物了。当然，与"神明"的沟通还是继续存在的，这是他的精神支柱，没有必要去反对，在这样的心理支持下，他才不至于真正产生精神疾病。

这两个在传统治疗领域被诊断为精神分裂的"病人"并不是真正的精神分裂症患者，只是在非常压抑痛苦的情况下产生了另外的精神依托，为的是能够活下去。在超个人心理学看来，他们是正常的，他们的"症状"是精神发展中的一种现象而已。其实，他们在开放与接纳的环境中，与家人、与自己的关系都发生了非常大的积极与正向的变化。

在超个人心理治疗的范畴内，有没有病态的人呢？如果从现象与行为来看，当然是有的，例如有人觉得自己时刻都被迫害，所以自伤自残，或是对他人施行暴力，这就有可能是病态的。但是，我们不轻易判断与诊断，而是用开放的态度接纳来访者，注重聆听与陪伴，因为每个人的生活环境不同，其想法观念也会不同。我们不会以权威自居，而是以来访者为尊，在不违背法律及道德的情况下，只要对来访者有益，一切都可行，也都可成。

第四章　什么是助人者

——超个人心理咨询师的必备条件

孱弱无力的我，提不起，也放不下。茁壮成长，才能够成就自我与他人。

"张老师，你知道吗，那个很有名的教授，就是你认识的那个，昨天被抓起来了！"一个学生很急促地在电话中告诉我这件事情。

"为什么呢？"我很惊讶，因为他看起来是个好人，且在国内咨询领域有点名气。

"因为他猥亵了来访者。"

从专业的角度而言，咨询师是一个身份，有自己的立场，但同时也是一个人：一个真实的，有血有肉，有情绪反应，会遭遇困难挫折的人。然而许多人，甚至咨询师本人都会在无意识中期许自己是一个"没有问题"的人，因为他们是"专家"，专门帮别人解决问题，所以自己不应该出现问题，出现问题时，往往很难去找他人协助。不少咨询师甚至陷入抑郁、焦虑而自我怀疑，也有些人承受不了压力而绝望，甚至自杀。

助人者及助人综合征（Helper Syndrome）

什么是助人者？我在很多来自不同省市的咨询师中做过粗略的调查，

分析他们从事这个行业的原因。得到的答案最多的是：我想要帮助别人。利他，是人的天性。每个孩子出生时就带着这种想帮助人的倾向。但是，仅有帮助人的意愿，不足以说明他有能力成为咨询师，因为心理咨询师的专业能力要求非常高，"自以为是"的态度往往会产生伤人伤己的反效果。我是个督导，经常协助咨询师进行咨询后的解惑。我发现许多的新咨询师或实习咨询师的困难，在于往往从自我角度看待来访者的世界，甚至对他们说道理或是给建议。道理和建议短时间是有效的，但后续力就弱了。这就是因为咨询师太想要"帮助"人而忘记了来访者不是没有解决问题的能力，只是暂时陷入了困境与迷茫。当他们有充足的条件时，就会逐渐恢复处理与面对问题的能力。而这些条件就需要咨询师的合作，是咨询师与来访者共同创造的。

其实，咨询师的专业能力中，最重要的是能够在眼里与心中"看到"来访者，同时要觉察到自己的成见及偏见，还有那"为他好"的"善心"，这样，就能够创造一个以来访者为主同时又不失去自己立场的空间。在此空间里，"帮助"才更有可能。

求助者（来访者，案主）

谁会来咨询室寻求帮助？在国内，即便经过多年的宣传与推广，主动来求助的人还是不多。当然，一些不够专业的"助人者"也的确造成了来访者的怀疑与不信任。近日，一些心理从业人员竟然还出现"诈骗""集体敛财"行为，真是匪夷所思。

来访者来到咨询室，是因为有挫折、有麻烦、有抑郁、有怀疑、有困惑甚至危机。他们的问题往往不是简单给个方案就可解决的。想法的偏差，知识的不充分，沟通的阻碍，本身是容易处理的，但它们的下面是难以认识到的如沼泽般黏稠与胶着的浓烈的情绪。这些情绪往往经过长期的压抑与积累，如果咨询师没有很敏锐的观察及觉察力，就很容易陷入迷茫。

有一天，一个外表看起来很专业的人士来到咨询室。在与他交谈的过程中，我惊讶于他在身心灵的道路上修行的体验以及丰富的生命经历与领悟。我心想，他有问题吗？我的问题比他还多，他是来拆台的吧！我内心有些不舒服的感受，但没有说出来。来访者很敏锐地觉察到了，就向我求证。在真实的交流中，我才了解到他是个心理学家，懂得很多，但仍有很多看不清道不明的情绪与困惑。

有一次我去一个精神病院与"病人"交流，希望借助生命的体验带给他们一些希望。听了我的分享后，他们都说得到了希望。为什么？有个病友说："张老师，连你这样的人都有这么多的问题，我觉得我的问题不是问题。"讲完后全体哄堂大笑。是呀！这就是真相。那么，到底要怎么样才能成为一名专业的助人者呢？人人都有问题，那么我们怎么办呢？面对有能力、有经验的来访者，我们怎么办呢？如何培养专业能力呢？

咨询师的必备条件

我与许多专业人士交谈过，亦研读过相关书籍，同时在课堂上与学习者多有探讨，大多数人认为咨询师应具备以下条件：

第一，有专业素养。咨询师应懂得心理学的基本理论，有娴熟的技能，如专注、聆听、同理心；有丰富的人生经验；能够有效地协助他人；能做到真诚与真实。

第二，能遵守咨询伦理与道德/法律。咨询师要愿意帮助他人；以来访者的利益为优先考虑（for the best interest of client）；不做越轨行为；不违反保密与不能保密的原则——关于自杀与暴力的规定等。

第三，全人健康。咨询师应人格健全，情绪稳定，有逻辑能力、能分析事理，身体健康，能承受压力，能处理危机，能爱人，能自我保护。

在首届心理咨询师胜任力高峰论坛研讨会上，主要的议题就是咨询师的工作能力。

从一般心理咨询的角度而言，这些条件都很重要。前述那位教授朋友从外表或社会评价上，都合乎这些条件，但不知道他为何会做出侵犯来访者的举动。所以，我就以这个朋友为例，来分享一下超个人心理学的角度以及我个人的心得。

超个人心理学认为，一个人自身的成熟是最为重要的，人的一生是反求诸己与学习关爱他人的过程。若将生命视为逐渐完善的过程，那么上述目标是必然能够达成的。因此，超个人心理咨询师对其自身的要求，就必须特别严格。除了心理学理论要很扎实、技术要熟练之外，在受训的过程中，自己接受咨询和治疗是必然的，更为重要的是去"面对困难，接受挑战，走出舒适区，穿越人生的障碍"，因为优秀的咨询师要有能力帮助来访者解决问题，也要协助他面对现状，得到生活能力的提升，这才是心理咨询的终极目标。所以，咨询师自身丰富的生命经验是非常重要的。

咨询师自身的成长，是对来访者的一个提醒。要成为一位有能力的咨询师，最根本的条件就是自我探索、自我了解、自我突破与不断成长，以便深化、拓宽及提高意识层次。换言之，一位咨询师是一个真实的、开放的、谦卑的、不断学习的人，如此才能更快地发展与提升转换。咨询师始终处于发展过程中，是一个成长的代表，为的就是给来访者提供更高品质的服务。来访者在与咨询师接触的过程中，直接就能体认到信任、希望与关爱。所以，现在热门的话题——咨询师的胜任力，是不言而喻的，我个人认为，咨询师培养胜任力有以下几个关键：

认识盲点

每个人都有盲点，荣格的用词是"阴暗面"（shadow）。我们如果不了解自己的阴暗面，就很难有效地帮助别人。所以，认识自己的盲点极为重要。

澄清三观

每个人都有价值观、人生观及世界观，超个人咨询师的三观一定要与超个人体系相符合，如此才能有更开阔的视野、全人的尊重、整体生命的关怀。不仅如此，还要能与不同价值观的人相处，而不随波逐流，人云亦云。除非有一颗开放、善于聆听的心，否则必定困难重重。一位咨询师，如果不明白自己的价值观，又不虚心学习，那么他除了无法帮助他人之外，还会陷入生活中的困惑而不知所措。

了解人格特质及倾向

每个人人格的发展、个性的形成，都与其过去的经验、成长的环境、所受的教育及文化背景有关，愈了解自己的过去，就愈能够改变和突破局限。除了了解自己个性发展的形成原因外，咨询师还要了解自己的人格倾向，例如：自己是什么类型的人，有何特质；和哪一类型的人相处得好，在哪种情形下自己内在的容受力特别小，在哪种工作环境下自己特别顺心……对自我的优点、弱点、喜好等也都要深入地了解。只有不断地认识自己，了解自己的人格倾向及特点，才能有效地帮助他人。

跟上时代的脚步

人、事、物是多变的，随着时间的推移，很多东西都会有所不同，因此，为了解生命发展的轨迹，做出相应改变与选择是极其重要且必要的，否则不仅跟不上时代的脚步，心灵也会随之闭锁。超个人心理咨询师的专业要求，就是要不断地发展出独立但与时代相呼应的意识，以便给来访者提供最相宜的服务。例如，过去心理学是按照当时经典物理学的标准，纳入自然科学中，但新的量子物理学却与东方的传统文化有非常相合的观点，理性思维已无法精准地测量存在，直觉的整体经验反而成为衡量万事万物的新根据。也就是说，咨询师在生活中要不断地增加自己对事物的观察力、洞悉力，并且反思、学习，才能聆听时代的信息，这就是对"道"的体悟。

增加对自己的关爱

一个不会爱自己的人，怎么懂得爱别人？这就是前面所述及的"咨询师的自身成长，是来访者的反照"。这是什么意思呢？其实，咨询师就像一面镜子，这面镜子擦得有多么亮，就显示出其帮助来访者的能力有多么强。咨询师是来访者生活的榜样，就像一位医生，如果他老是生病，那么他对病人的说服力一定是弱的。虽然心理咨询师不是医生，但在来访者的眼里，他就是一个身心健康方面的权威，来访者很容易在咨询师身上投射自己，所以一个积极与关爱自己的人必定会影响来访者反思与学习如何关爱自己。

成为诚实的人

诚实是一种美德，但世上真正能做到诚实的人却不多，人们总是有理由说谎、作假。有人更将一些不真实的话冠上"善意"的帽子。我以为，不能说真话的人，就是对责任有所规避的人——不对自己，也不对别人负责。因为，即使是善意的，也不必说谎。中国有句古话："勿以善小而不为，勿以恶小而为之。"说假话、为人虚假，都是不诚实的表现。就像小恶一样，我们以为它不会有什么大影响，但是久而久之，它就像一种坏的习惯，非常难改变，甚至影响我们的生活。诚实，是一种为人正直、坦荡的态度，但并不表示任何想法都要"直统统"地毫无智慧地表达出来。语言有很多种（有声语、行为语、心理语、精神语），表述的方式也有很多种，人是可以变通的。培养诚实的美德，就是要培养一个人面对生活中所发生的一切并承担责任的能力。能够承担，这样的咨询师所显现的气场是积极的、让人信赖的。

成为谦卑的人

谦卑是每个人都需要具备的品德，尤其是心理咨询师，谦卑的人就像是一个空杯子一样，可以融进所有的不同，接纳各样的存在。当然，要成为谦卑的人是极其不容易的，他必须承认自己的不足与软弱，但又不会陷入自卑中；他既接受自己的优点与潜能，但又不被自大所淹没。谦卑是一个具有生命力的生活态度，是一个开放的，愿意成长、学习的过程。因为谦卑，才有可能认识自己的盲点，了解自己并改变自己；因为谦卑，才有机会跟随时代的发展，了解其他存在物的特性；因为谦卑，才会勇于承担责任，才能突破生命的局限；因为谦卑，也才有可能协助来访者成为不断发展与成长的个体。

以上七点，是我对有心成为心理咨询师的人所提供的一些参考。用四个字来做总结，即"发展、成长"。发展、成长，是一个不断突破、转化与提升的过程，它不仅是量的改变，更是质的变化；它不是单一方向、单一层次的，而是多方向的、向上提升的、多维度的发展。就如同毛毛虫变蝴蝶的过程，毛毛虫的蜕变，就是"发展、成长"的过程。

说了半天，一定会有人觉得奇怪，列举了这么多，怎么没有谈一谈咨询师"应该"是什么样的人，例如：会聆听的、会理解人的、让人有安全感的，等等。我认为这些都是发展、成长的自然结果，而非必备条件。只要能不断开放发展，持续地用学习的态度来成长，聆听、理解、安全感就是必然要开的花、结的果。

"镜子原理"是我喜欢用来解释心理咨询过程的一个隐喻。咨询师就像一面镜子，反照出来访者的矛盾、盲点、期待，或是需求、渴望，或是困惑、挫折、痛苦等，然后帮助他恢复内心的平衡。由于人类的天性是不断争取独立自主的，所以来访者只有在此镜子上"看到"了自己的问题所在之后，才有可能从困境中走出来。这也是指导式说教没有太大效果的原因。可以想见这一面镜子是多么重要。它需要经常保持明亮，才能发挥其最大功能。但咨询师这面镜子，又如何时刻保持明亮呢？答案就是发展、发展、再发展，成长、成长、再成长。

第五章　语言的种类

你抬起头看着我，我不懂你想对我说什么。我要你说出声音来，你笑了笑闭上眼。"我早就说清楚了，只是你需要懂我。"

⊙活动一　有声语和无声语的体验

第一次：两人配对成为一组，一人闭上眼睛，另一人带着这个看不见的同伴一起到外头走一走，全程用无声的方式完成。计时 5 分钟。

第二次：同样的两人一组，和第一次一样一起出去走一走，但这次全程可以发出声音。计时 5 分钟。

⊙活动二　心理语言的体验

第一次：五人围成一个圈，选一人站在中间。外圈四人将右手放在中间人的肩膀上，然后在心中说："你真可爱，我很爱你。谢谢你。"计时 5 分钟。

第二次：五人围成一个圈，选一人站在中间。外圈四人将右手放在中间人的肩膀上，然后在心中说："我很不喜欢你，你真的很讨厌。"计时 5 分钟。

语言的分类

在进行了数百次的实验后，我了解到同样的两人出行，发出声音和全程无声，有很不一样的效果。有的被带领者觉得刚开始"不说话"的时候很不舒服，因为一方面眼睛看不见，内心很焦虑，另一方面带领的人没有切合自己的需要。等到可以说话的时候，就觉得容易多了，因为平常习惯了用有声语言交谈，除去了许多的障碍。但有些人却觉得不说话更好，因为无声胜有声，在无声的沟通中，反而内在更平静，更能够沉下来探索与欣赏外界，且与带领者有一种更深度"交流"的体验；当可以用有声语交流时，反而觉得有很多顾虑，无法深入，仅停留在表面上的应酬。

对某些带领者而言，无声使他能更专注地意识到自己如何带领好伙伴，且注入了更多的关爱，虽然是第一次相处，却好像认识了很久，而且开始学会利用肢体来告诉伙伴并从伙伴的表情、肢体的反应来了解他是否懂得自己的意思。但也有些带领者觉得很别扭，因为无法了解对方的想法与感受而觉得很辛苦；反之，恢复到口语交流时，反而能够更轻松地明白对方的需要。

其实，产生这些差异的原因有很多，如个性、期待、文化等，其中有一个主导因素，就是沟通的语言。语言，大致可分为六种。

口语（有声语言）

一般而言，我们所谓的谈话，就是指平常的口语交流，而忽略了口语之外的其他语言。大部分人是使用有声音语言来交流的，但仍有部分人是不用这种方式交流的。按照统计学的概念，我们只能说口语是"主流"沟通语，否则，那些聋哑之人不是被我们排除在外了吗？记得在大学的时候，我曾参加学校的仁爱社团，主要活动是帮助那些盲人及聋哑人。与聋哑者交往，如果靠口语，岂不只能抓瞎了？所以我们都要学一点手语，以便能顺利沟通。在交流时除了一些辅助的"呀""啊"的声音外，是安静的。主流社会对聋哑人其实是很有偏见的，我们通常称心理咨询为"谈话疗法"，这一名称是翻译而来的，英语的原文是"verbal"，它相当明确地表达出用"口语"的方式做咨询与治疗，而不是"谈话"。"谈话"的意思，是指与他人交流，是实现沟通的一种方式，它包括了口语，但不限于口语。

"口语"就是靠声音与人交流，是要用嘴巴来说的。口语是很不可靠的，因为很多时候人们内心所想的跟说出来的不一致，不仅无法达到沟通的效果，反而会传递出错误的信息，造成对方的误解，甚至可能造成伤害及冲突，这时"口语"就成了最容易阻碍沟通的工具了。有声语，除了说出来的会有影响，它的声调也会产生能量。譬如，一个人说"我很喜欢你"，这本是一个传递喜悦情绪的信号，目的是要告诉对方"我对你的认可"。然而，我们的声调却可能造成不同的后果，因为有声语的传递必与说话人的内心状况有直接的关系：说话的人用很兴奋愉悦的心情来表达的时候，对方也会受到感染；说话的人声音低沉，比较不好意思表达的时候，对方也会觉察到说话人的羞涩；说话的人是虚情假意时，对方也会很容易地觉察到说话人的不真诚。

以上，只是列举出一些口语的不同状况。我们可以对自己的声音语调进行一些练习与探索，就能对它和内在的关系有更进一步的了解。

行为（肢体）语言

近年来，国内非常重视所谓的"微语言"，这是一个很大的进步，因为要了解一个人，的确要关注其有声语之外的表达。行为语言范围很广，指的是身体随着有声语出现的动作、表情或在无声表达时用身体的全部或部分来作为交流的工具，以便达到沟通的目的。这是聋哑人士所用的主要语言，而能正常运用口语的人也会在不知不觉中用这种语言来与人交流。

譬如，当我们很高兴的时候，往往说不出话来，会用手脚来表达，这就是所谓的"手足舞蹈"。此外，当我们有所隐藏或压抑自己想法的时候，我们以为他人不会知晓。实际上，他人亦可通过我们的行为，感知到在我们身上发生了一些事，只是不知道具体是什么事而已。

人际交往中口语大概只占 10%～20%，而行为语言所占的比例就大多了。行为语言可以是对语气的加强，也可以是无意识的表达。

"微语言"专家常透过细微的行为来检视一个人的表达是否真实。在超个人心理咨询中，身心灵整合疗法很大部分就是通过身体的疼痛与体态姿势的呈现来洞悉来访者的问题。例如，我在辅导室里就发现每个来访者的每一个行为都有很深但他自己却不知道的意义。一次，来访者在讲完话的时候不自觉地用手遮住脸，我问他是什么意思，他很惊讶地发现有这个举动。我就让他将手放在脸上，要他去倾听这个动作的含义。来访者体会了一会儿就说："我刚才说了那些话之后觉得很丢脸，所以要将脸遮起来，不要让别人看到。"在讨论过程中，他非常惊讶自己竟然有这种感觉。其实，行为包括表情的细微变化，都代表着我们的内心经验，即使想掩盖，也难呀！

文字语言

文字也是一种普遍的交流工具，作者借助文字将自己的思想、感受或经验写下来，传递给读者，这就是一种沟通。有一个比较特殊的例子，在湖南省永州市及其毗邻的部分地区，有一种只在妇女中传承的神秘文字，叫作"女书"，目的是躲避男性的窥探，而将内心的压抑或痛苦在女性中分享交流，这是至今在世界上所发现的唯一女性文字。

在超个人心理咨询中，心灵书写是很重要的一种方式，咨询师以此与来访者的内心连接，更好地帮助来访者。

艺术语言

这种语言比较广泛，包括服饰、绘画、舞蹈、活动、音乐等，凡是不通过口语而是借用艺术材料做自我表达或与他人沟通的表达方式，均称为艺术语言。很多艺术家就借助街头艺术来对团体、社会、国家表达诉求。在艺术领域之中，艺术家们透过绘画的方式，将自己的思想、感受展示出来，如世界最著名的画家之一毕加索，他创作的许多人都看不懂的抽象画，对他而言，却展现了内心的复杂性与前瞻性。另一位在艺术界有名的舞蹈家林怀民，借助舞蹈的形式，让全世界的人了解中华民族的文化、生活方式及内心的世界。在超个人心理咨询中，表达艺术疗法是很实用、很容易进入来访者内心的重要方法。

心理语言

除了上述的有声语言、行为语言、文字语言、艺术语言，另外一种很重要语言的就是心理语言，也就是我们口中没有说出来的，隐藏在内心的，或者是压抑的情绪。所有的情绪都是能量，它们会随时随地影响周围的存在物。现在让我们想一想，哪些人你特别喜欢接近，或是最害怕接近？哪些场景是你最不想回忆的？这些在日常生活中我们很少去表达的内容，却形成一些所谓的心结或情结，影响着我们的生活。

有一次，我和一些工作人员去一所幼儿会所教学，在路上，我觉得很难受，但是不知道为什么。继而我检视自己，觉得当天自己的心情还算平稳，也没有什么不舒服的地方。为了了解到底是怎么回事，我就在车上提出了这个问题，原来有一位同事身体不舒服，觉得疲累，情绪低落。当我提出来之后，他才有所觉察。很有意思的是，当他意识到他的疲累时，我的难受就消失了。他很惊讶我能感应到他的状况。这就是心理语言的魔力。鬼谷子曾说，"口是心之门户"，很多专家也告诉我们要谨慎口舌，在此要提醒的是，不用口，我们的心理状态照样会说话，我们的每个细胞都在表述现况。我们是能量体，会彼此感染，能不慎乎？

精神语言

精神语言能够表达出我们的精神状态。眼睛为心灵之窗，是体现一个人的精神的最重要之处。有这样一个故事，一位艺术家想要画一个天使，他在街上找了半天，终于找到了一位天真无邪的年轻人，他的眼中流露出希望、喜悦与纯净之光，艺术家非常满意，就画下了一幅名为"天使"的画像。时间一天天过去，20年之后，艺术家年纪渐渐大了，想要画一幅魔鬼来对应天使。他又在街上找呀找，终于看见了一个眼露凶光、一脸仇恨的人。他很满意，就问那个人愿不愿意成为他的模特儿。那人问他："你要画什么？"艺术家回答："魔鬼。"突然，这个人掩面而泣，他问艺术家是否以前画过一个天使。艺术家非常惊讶：他怎么知道？这个人回答说："我就是那位天使。"艺术家不胜唏嘘！

　　这就是精神语言的呈现，中国人说"相由心生"，就是这个道理。生活中我们会形容某个人是"仙风道骨"，或是"气质高雅"，或是"冷漠高傲"，或是"阴气沉沉"，这些都可以说是整体精神面貌的表现。我们也都喜欢与随和的人交往，而对看起来严肃冷漠的人退避三舍，这就是个人整体存在的状态和呈现。精神语言是比较深层的无声表述，它不是靠技术能力达到的，而是生命的修炼。超个人心理咨询师要达到的最高境界，与精神语言有根本的关系。

语言是一种能量体

　　无论是哪一种语言，都与能量的传递有关，有声的口语，说出来之后，会让人生气或快乐，愤怒或哀伤，那是因为它的声音传递了相应的内心情感，会发出振动波，与对方产生共鸣，引起其内在的反应。所有的无声语言也是一样，不仅是在人与人之间，所有的存在物之间都会产生振动，相互引起反应。

　　身为超个人心理咨询师，我们不仅要了解万物之间能量的互动关系，还要重视自己的能量状态，尤其是情绪能量的状态。只有觉察到自己的能量状态，对自己有些确定感，才能增加感应来访者的能量及对事件的洞察力，从而有效协助来访者进入其深层次的压抑与创伤，得到领悟。

第六章　心灵的作用

有个徒弟面对纷扰的生活很是困惑，他来到师父的面前，皱着眉对师父说："请你帮我安心吧！我的心很乱。我原以为来到寺院就能够解脱，结果还是很烦恼。"

师父说："好的，请你将你的心拿给我，我来给你安心。"

徒弟找了半天，说："我有心脏，但找不到心。"

师父又说："那么回去找找吧，找到再来找我。"

徒弟回答："能找到吗？好的，我找到心就来找你。"

一个星期以后，他回到师父这里，更加愁眉不展。

徒弟说："师父，我找了一星期，可还是找不到。"

师父深深地看了他一眼，说："那么我也帮不了你。"

谈到心理学的内涵，西方的说法是"body，mind，spirit"，中国传统文化则表达为"精、气、神"。其实，这两种说法是不同文字的同义表述。

超个人心理学将英文的"body，mind，spirit"直白地翻译为"身、心、灵"。人们常常说自己的身体出了问题，其实，身体不仅是物质的肉体而已，它还是心灵的运作载体，心灵与外界的互动也通过身体呈现出来。一般来讲，医院医治的是身体的疾病，但无法真正治愈心理的疾病。有一些人深受"疾病"困扰，但他们的身体却检查不出任何问题。近年来，有更多的身心学家、医学家投入深度的科学研究，发现身体是有记忆的，所谓的治疗，不能仅仅处理躯体上的器质性病变。我曾经的一个来访者是医院介绍来的，他有冠心病。起初不明白为何医生转介他到我这里来，后来我才发现他冠心病的根源是多年前的一个创伤经验。还有个小孩，手指甲都咬得快没了，头发也被自己一块一块地拔掉，后来也被医院转介到我这里来。一聊天，我才明白这个孩子已经抑郁很长时间，而且觉得绝望。这只是众多案例中的两个。所幸，现在好多医院都有了所谓的身心疾病科。

了解一个人的身体、心灵与精神的内容结构与运作机制，才能够真正明白他的问题。其中，至关重要的就是要洞悉心灵的运作，只有洞悉了心灵的运作，才能够知道如何协助来访者达到治标又治本的效果，因为来访者叙述的问题往往不是真正的问题，我们要觉察他们内心更深层的需要。

一般而言，心灵大致可以分成以下几种类别：

生理心灵

生理心灵包括运动控制系统、生理神经系统等，指的就是生理运作及反应，包含所有的体液，呼吸，细胞的代谢，以及身体各部位的活动。这种生理性心灵有它独特的运作方式，这种方式就是所谓的"反应式"，也就是刺激－反应的一种表现。实验心理学的研究目标，就是去了解动物的这种生理性思考方式。动物和外物的互动依靠非理性的反应，而我们人类也有与此类似的一面。例如，遭到打骂，我们立马进行对抗；看到微笑，我们就开心地迎过去。它们都是刺激－反应的一种心灵表达。这种刺激－反应的自动化心灵活动不受意识的控制，也往往在意识觉察的范围之外，它一直在观察与记录各种发生的事情，没有是非、没有分辨、没有了解，就只是将接收到的一切记录下来。

情绪心灵

情绪心灵主要是指对外界的刺激产生的情绪反应。例如，摔倒时，就会感到身体的疼痛，进而觉得难过；被批评时，就会觉得生气；考试分数理想时，就觉得快乐；等等。它们都是受到生理的或心理的刺激而衍生出的情绪。这些情绪可分为积极与消极两种，消极情绪是自我保护的产物，以防止受到外界更大的伤害，可以算是一种自我防御机制；积极的情绪则会提高一个人的情绪度，增强其生命力及生活的动力。与生理心灵一样，情绪心灵也不受意识的控制，例如，未经过心理疗愈时，人们很难控制生气，也控制不了难过，它们也是随着自然的刺激而发生的反应。

思想心灵

思想心灵是指将过去在家庭、学校及各种场合中所习得的规则、规律集合成一个可以作为对人、事、物判断依据的资料库。例如，一些人在小时候就被教导做什么都不能错，只要错了，就会受批评或是处罚。最终，它成了一个很重要的信念，根深蒂固地影响着这些人日后的行为。另外，还有很多的思想，例如，要成为一个听话的孩子，为人处世要彬彬有礼，要知进退，要守时，要守规矩等，都成为指导我们生活的信念。由于它们都成了信念，所以它们自然会引起刺激－反应的自动化心灵活动，这也是人们形成辩解性思维的根本原因。

赫伯特（L. R. Hubbart）博士将上述三种心灵统称为"反应式心灵"。人们（包括其他的动物）在与外界的交往过程中，往往受到情绪与生理反应的控制，而没有经过自我选择与决定，这是因为人们受到过去的"知觉"与"感受"的影响。所有的身体疼痛与情绪的不舒服，都会形成所谓的感知资料，以帮助我们在未来不再受到伤害。这是基于事件发生时的"感觉"形成的认知，但不见得是正确的。也可以说，反应式心灵的主要目的就是"避苦趋乐"。

生理、情绪与思想心灵，将生活中所发生的一切，不经过分辨地如实记录下来。这种记录合起来，就形成了所谓的时间轨线（time line）上的资料，即感知资料。感知资料积累多了，就形成了"生活资料库"。库内的资料，基本都是人们生长过程中对痛苦的记忆与记录，产生了许多的负向能量，直接影响人们的活力与精力，久而久之，会使人们与外界互动时产生混乱与异常，危害自己与他人。心理专业人员处理的其实就是这种生活资料库里的东西，以帮助人们回到清晰明确的状态，佛家称之为从"无明"到"清明"的过程。

理性心灵

随着年龄的增长，人的心灵活动日益复杂，它渐渐地从低层次的反应发展为用理性的思维来面对事情，不仅将注意力放在自己身上，还放在家人、团体和其他存在物上；它不再只考虑对痛苦的防卫，也开始思考与了解痛苦的价值与意义。它进入了更高层次的领域。人不再受制于刺激－反应的行为模式，也不再只局限在感知的层面，而渐渐开始运用理性来了解、分析、体验，来调整与外界人、事、物的互动，并且对自己内在的主观经验进行深层次的了解，增强自我决定的能力，加强独立自主性。在这种理性心灵的运作下，情绪也会得到觉察，进而减少刺激－反应的非理性行为。

感性心灵

随着自我觉察力及掌控能力的增加，人们愿意承担责任，对情绪进行控制，尽力不再受到"不适当情绪"的干扰，也就是不再那么情绪化。当然，在适当的情况下，情感的流露依然是与人沟通的有效手段，它使得人与人之间的关系更为柔软，更为真诚，更富有弹性。这就是所谓的感性心灵。

我们常将理性心灵与感性心灵统称为清晰式心灵，它会帮助我们整合自己，更能够承担起自己的责任，而不是推卸与逃避。清晰式心灵能带动我们走向更美好的生活。这是我们要达到的目标，也是大家不断追求的理想。

从反应式心灵到清晰式心灵，它们是怎样对一个人的健康起作用的呢？还记得在学校学习的时候，教授告诉我们，心理专业人员不能有高姿态，要保持谦逊，与来访者互动，要耐心地聆听来访者讲述而不是急于为他们"解决问题"；我们要协助来访者找到方法，自行处理问题，而不是代替他们面对困境。真正的疗愈不是来自咨询师，而是来访者自己完成的，也就是说，来访者是有自我疗愈能力的。但这种疗愈是如何实现的呢？经过不断的观察、探索、阅读，我终于明白了——是"心灵"在起作用。但如上所述，心灵有这么多种类，这些心灵如何产生作用呢？不同种类的心灵会不会形成冲突呢？如何能够让人自我疗愈呢？经过多年的反思与研究，我认为心灵有八大作用（此处沿用第一章中楠楠的个案来进行说明）：

自动性

楠楠前来咨询时，只是知道自己身体很差，容易感冒，身体不舒服，但是不知道原因，他的外貌看起来是愁苦而难受的，在与外界互动时，他的内心没有觉察的意识。这就是一个人的自动性。

主动性

当我专注聆听楠楠有声语言的表述时，同时也观察到他的无声语——两个大拇指在打圈，而且是在生殖器附近。这是个非常态的现象。身体是有记忆的，当问题比较严重时就会有外显的记号。故而，我开始带动楠楠去探索。此时，他就在我的陪伴下进入了"主动"的阶段。咨询师的专注与聆听的能力很重要，来访者之所以会出现问题，就是因为缺少对自己主动的专注和聆听，所以其意识处于一种所谓的"不知不觉"状态中而缺乏主动性。当来访者开始将自己的意识调整到主动探寻的状态时，他的内心世界就开始被注意到，即被"看见"。人们往往想要被别人"看见"，却忽略了"看见"自己。

引导性

当楠楠开始将注意力放在内在时，心灵的引导性就开始发挥作用。来访者自己往往没有意识到这一点，专业的咨询师需要了解并协助其发挥作用。他的手指刻意快速地转圈圈。如果心灵没有作用，那么手指是不会自己快速运动的。一个陌生的人叫我们去执行某件事，自我防御机制往往会出面干涉，因为大脑听从我们从小被教育的命令——不可随意听陌生人的话，但当来访者觉得被看见，其身体就能够主动聆听内心的引导。楠楠的手指开始自动地转圈圈。这就是心灵的引导作用。

启发性

当生理心灵被启动时，情绪心灵就开始与生理心灵合作，进一步展现来访者的真实情况。楠楠在不断咳嗽及想要呕吐的情况下，开启了过去生活的感知资料库，向我展示了那个充满自卑、自责的青涩时期。

创造性

很有意思的是，楠楠原来觉得羞于启齿的手淫问题，就在我的开放与接纳中自然呈现出来。这个被他压抑在内心深处的秘密，他潜意识中不想面对的、让他羞耻的事情竟在悄然无声中就变得可以面对了。这是他生命的新篇章。旧的创伤被赤裸裸地展示在自己与一个陌生的咨询师面前，他竟然没有预想中的羞愧与丢脸的感觉，整个过程如行云流水一般。这就是一种新生命的创造。

转化性

灿烂的笑容出现在楠楠的脸上，内心的"负能量"缓缓被释放，我能够看出他的身体状态与刚来时完全不同，这就是心灵的转化。转化，是人的意识层次与意识内容的提升，并且不会倒退回原来的既定状态，这也是我们心理专业人员在助人过程中希望达到的目标。

连接性

咨询结束后，楠楠回到生活中。出乎意料的是，在与他人互动时，以往的那些担心、害怕、恐惧的状况消失了，取而代之的是从容、开心与自然。这表明他逐渐与外界和内心建立起新的连接。他后来也找了我几次，生活的品质也越来越好。这种连接性不仅发生在与人的关系中，也呈现在与所有事物的关系中。

整合性

一个人的意识转变后，他的内在分裂性、隔离感、不安和焦虑都会大幅度降低，内心的混乱及不安也会越来越少，从而逐渐进入整合状态，拥有清明的意识、明确的当下体验与安定的存在体验。

小　结

心灵可以在任何情况下不受限制地发挥作用，因为人的内在是如此的柔软、开放，充满智慧与合作的可能性。超个人心理咨询与治疗的方式有无数种，但万变不离其宗，所有的方法都离不开心理专业人员的基本功。本书的目标亦在于对这些基本功进行总结与讲述，以便大家参考。

第七章　意　识

　　每个人都发言表示同意的事，有可能是每个人心中都不乐意做的事。怎么会这样呢？每个人都同意了，不是吗？至少提议的那个人会乐意吧？有一篇文章就描述了这样的一件事：

　　管理学教授杰瑞·哈维和他的妻子一起到德州小城柯曼市探望岳父岳母，当时室外的气温很高且非常闷热，沙漠的热风更让人感到不舒服。到了柯曼市，气温高达四十度，岳父岳母和杰瑞夫妇待在阳台阴凉处吹电风扇，还好有冰凉的饮料，大家一起玩骨牌游戏打发时间。这时，杰瑞的岳父突然说："我们不如开车出去走走，到艾比林吃点东西好不好？"杰瑞在心中嘀咕道："这真是个坏主意，这样的大热天，来回要走一百零六英里（大约 170 公里）的路程，而且还要开那辆没有空调的老别克汽车。"杰瑞的妻子却回答道："这真是个好主意，如果能去那里走走真是再好不过了。"杰瑞此时只好附和道："当然行，只要岳母大人也同意就可以了。"杰瑞的岳母回答："当然好了，我已经好久没有去艾比林走走了。"成行后，杰瑞当初在心中嘀咕的预言成真了——闷热，皮肤上沾满了细小的灰尘，一切都令人难以忍受，他们到一家快餐店用餐，那平淡无味的食物令人难以下咽。四个小时后，一行人回到家中时已精疲力竭，坐在客厅摇椅上累得不想说话，杰瑞为了打破众人的沉默，于是开口说："这次艾比林之行还不错吧！不是吗？"没有人回答这句话，最后他岳母说道："老实说，要不是你们三个人都想出去，我还情愿留在家中。"杰瑞的老婆回应：

"不要说这都是我的错，是你们三个人想去的。"最后杰瑞的岳父说道：
"该死，其实我本来也不想去，但想到你们很少来我们家玩，我怕你们在
家里感到无聊，我其实比较情愿待在家中玩玩骨牌、吃吃冰箱内的东西。"

故事中这四个人当初所同意的事，恰恰是每个人心中都不乐意做的
事。杰瑞·哈维将这段家庭的小插曲比喻为"艾比林矛盾"（Abilene
Paradox）。

这个故事，是不是引起许多人的共鸣？其实这就是人们的"意识"影
响人与他人关系的典型案例。那么，什么是意识？为何它如此了得？

从古至今，"意识"就是精神学、灵修学、宗教学、哲学及心理学
探讨的一个重要主题。美国的"心理学之父"威廉·詹姆斯（William
James）是很有名的意识研究者，他曾说过，有关意识的知识，其实都
很模糊而朦胧，但我们仍然可以发现在意识中潜藏着不同的形式。如果
不去觉察这些不同形式的意识，我们不可能了解世间的万事万物，我们
需要做的就是对这些意识的觉醒。为何意识觉醒如此重要？因为它是促
进自我了解的一个重要元素。不了解自我，就无法掌握自我，那么生命
的意义与价值就变得不清楚、不明确。人们的身心问题大都与意识的混
乱有着根本联系。如果能够看透问题的根本而摆脱犹豫不决、纠缠不清
的局面，那么心理咨询与治疗其实是不需要存在的。我们心理咨询师与
治疗师，就是为了帮助人们达到意识的觉醒，进而活得更确定、更
踏实。

詹姆斯在他的著作《心理学原理》（2003）中说，一个人的思想就是
他意识的体现。意识的内容包括知觉、情绪、观念、心理状态等。意识具
有反思省察功能，能够观照一个人的所有内在反应，并且进行整理、重
组、选择、探索、转化等。他在著作中将"自我"分为三类：物质的自
我、社会的自我、精神的自我。这种分类跳出了以往科学主义认为意识是
物质的窠臼，进而协助人们解决心理问题的困扰。

不同的文化、时代、地域及家庭，会塑造不同的意识。伊伯特·贝努瓦（Hubert Benoit）将意识的层次分为主体意识、客体意识及绝对原则。佛家认为，一切事物都是人的眼、耳、鼻、舌、身、意六根所呈现的，没有心外之物。唯识学是大乘佛学的三大体系之一，它认为世间万物从本质上看都源于"心"，它超越时空，和主客体对立。人的意识分为八识，而物质世界本身也由心识来表现。唯识学认为通过自我修行，人可以逐渐改变身心灵系统，将其调整到最优的状态。超个人心理学著名学者肯威尔伯在其《意识光谱》（2008）中，也对意识的阶层及转变进行了很仔细的表述，有兴趣的读者可以买来参考。

至此，我们大概可以看出，"意识"就是一个人对外界的思想、感受、行动的综合反映。这也是我们常说的，事情的发生本身是中立的，无所谓主客观，然而我们如何看待与应对它，却与意识的发展息息相关。

在课堂上，我常常将意识简单地分为以下几类，协助学生们进行初层次的了解：

常态意识或普通意识（Ordinary Consciousness）
常态意识就是指我们平时清醒的情况下与外界互动的意识。

前意识（Preconsciousness）
前意识是指进入常态意识前的一种意识，人在没有清楚的意识下，可以由前意识支配，完成某些动作。我们所谓的"习惯"就是这一类的意识，如吃饭的时候，我们一边与人聊天，一边将菜与饭吃进嘴里，在吃完后往往不知道吃了什么。这就是前意识的作用。

潜意识（Subconsciousness）
这个名词是弗洛伊德创造的，因为他发现来访者的很多行为是与压抑在内心深处的创伤有关而不自觉产生的。这种不自觉的行为就来自潜意识的刺激。这种意识往往在不为人知的情况下发生作用，严重影响一个人与外界的关系。

变换意识（Altered State of Consciousness）

这个名词是查尔斯·塔特（Charles Tart）——一位超个人心理学家创造的，他发现一个人可以在此意识层次中重组、还原、调整及改变认知，这是一种可以进行疗愈的意识。

追根究底，一个人健康与否、对事物的研判能力，都与他的意识状态有关。有关意识及改变意识的著作汗牛充栋，在这么多的著作中，我喜欢印度的智慧书、西方的《圣经》、道家的《道德经》《庄子》、儒家的四书五经，日本的禅道学等经典。诸多心理学家中，赫伯特、荣格、詹姆斯及阿萨吉欧里的理论经常出现在我的思考与探索中。我尤其钟爱阿萨吉欧里《心理综合学》（*Psycho Synthesis*）中的意识论。下面简单介绍该理论，希望能对心理咨询专业人员有所帮助。

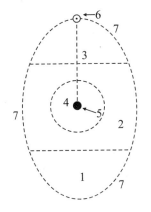

（图中，1代表低层潜意识，2代表中层潜意识，3代表高层潜意识或超意识，4代表意识领域，5代表意识自我，6代表高层的真我，7代表集体潜意识）

图1 阿萨吉欧里意识层次论

如上图所示，阿萨吉欧里将意识分为下列七个层次：

低层潜意识

低层潜意识是心智对身体活动及功能的基础指导，是基本的心理驱动力及原始的冲动。它包含复杂而浓烈的情绪、低层次的梦及想象、低层次的及无法控制的超心理现象及过程，表现为各种病理性的现象，如恐惧、占有、强迫行为等。

中层潜意识

这个层次的组成要素，与我们的普通意识很相似，很容易进入。在此状态下，人们的许多经验被归纳与消化，在它们进入意识领域之前，所有这层次的心智与充满想象力的活动，都会被整合至心理的酝酿区，以备日后进一步的发展。

高层潜意识或超意识

人们的直觉、灵感及维护正义、人性化的内心渴望和行动，都是来自这一意识层次。除此之外，人们内在的利他之爱、对精神价值的追寻及人生意义的启发与感悟，也都属于此类意识的产物。这种意识充满了潜在的心灵功能及精神能量。

意识领域

这是指代日常能直接觉察到的人格状态的最佳名词，它指的是那些永不停止的知觉感受（感觉）、心像、想法、感受、渴望及冲动，这些，我们都可以观察得到，可以分析，也可以判断。

意识自我（self）或是我（I）

通常情况下，意识自我（self）指的是单纯的自我觉察（self-awareness），而不是上述意识领域所指的意识到的人格，但人们往往将二者混淆。我们如果仔细地分析，就可以辨别出它们的不同之处。意识自我指的是意识的中心，不像想法、感受、心像等意识内容可以改变或产生变化。用一个比喻来讲，假如说宽广的银幕指的是意识自我，那么，投射在上面的图片、影像就是可以看得到、可以改变的意识领域。

真我

真我不会和意识领域的任何产物混合，或被掩盖，但似乎会在人们睡觉时、昏倒时、麻醉时或是被催眠时消失，但在醒来后，它又会自动而神秘地出现。经过反复研究，人们仍然不知道它是如何出现的，也不清楚是什么原因造成它的消失。如此，心理学家提出一个假设，认为一定有一个更高层次的"真我"（Higher Self），超越其他的"我"，存在于这个永恒中心之处。

有许多方法可以确知这个真我的存在。一些人由于体验过这种真我存在的境界，而表现出对这个真我的确定性认知，他们对真我的表述可以在不少著作中找到。对真我的觉察，可以经由某些方法得到，例如荣格的"个别化过程"、印度的瑜伽等。

一些哲学家（如康德及赫伯特）将"自我"（ego）及"真我"作了非常清楚的区别。他们认为"真我"超越于自我之上，不会受任何生理现象或是意识流影响，"自我"仅是在人格领域对"真我"的投射及反映而已。到目前为止，有关这方面的研究还非常欠缺。希望我们现在做的综合工作，能为未来更多的研究建立良好的基础。

集体潜意识

人类不是孤独的，他们正如莱布尼茨所说是永恒存在的实体，虽然他们有的时候有遗世独立之感，但无论是从精神还是心理上而言，他们都不像极端的存在主义所说的那样孤独。

小　结

对意识层次的深入了解与运用，必定会使心理咨询师有长足的进步。希望从事这个助人专业的人们，尤其是新晋者，能够在意识的领域里做更多的探索，相信不论对自身还是对来访者，都一定会有很多的帮助及提示。

第八章　心理咨询的阶段与过程

生命这个旅程，是阶段的连接，我陪伴在你左右，观察、觉察、洞察，直到成就每个契机。

心理咨询成功的关键，说实在的，不是在于咨询师的技术有多么高超，或是他的人格有多么的迷人，而在于来访者对咨询师的"真实""安全"及"关爱"的体验，以及愿意"开放""信任"的程度。因为，咨询师就是一个生活的榜样，来访者与他在一起，经验到的就是突破生命困境与成长的希望。

若能如此，心理咨询的过程自然会水到渠成。技术可以是"做"出来的，可以是虚假的，也许它可以暂时让人信服，但时间久了，这种信服终究会崩溃。那时候，来访者不仅不信任咨询师，反而会对他产生反感与怀疑。

心理咨询的过程，就是来访者基于信任可以自由自在地、毫无戒心地分享内心的一切痛苦，然后在咨询师的有效陪伴下，自觉地了解到问题的核心，并找到解决问题的方式，进而采取行动改变困境。

一般而言，心理咨询的过程，随着咨询关系的发展与深入，可分成四个阶段。在细说这四个阶段之前，首先要说明的是，这四个阶段没有固定的顺序，有可能是混同、回环或交替的。判断何时进入哪个或哪些阶段，就要靠咨询师的经验、成熟度、观察力、自我觉察力、洞悉力及智慧。

第一阶段：建立良好的关系

"信任"是此阶段的基础，基础若不稳固，咨询关系就会产生困难而无法推进。在此阶段，专注（attending）、聆听（active and deep listening）及同理心（empathy）是几个传递咨询师真心与诚意的关键要素，尤其是初层次同理心的运用。为什么说初层次的同理心比高层次的同理心合适？因为在此阶段，来访者与咨询师初识不久，问题与情绪尚处在"隐藏"的状态，咨询师需要时间调适与来访者的互动。此时，来访者还不确定咨询师有没有办法帮助他，所以必须先试试咨询师是否有能力、有效力。只有当来访者信任了咨询师，产生了安全感，他的心扉才能敞开，才会主动分享内心的痛苦。

除了专注、聆听与同理心之外，尊重、真诚亦是帮助建立良好咨询关系的重要元素。什么是尊重与真诚？心理咨询与"心理健康"有关，而一般人因缺乏正确的观念，往往将来访者与"心理有病"联系在一起，认为心理咨询是为"疯子"或"心理有障碍的人"设置的，来访者难免也会担心自己被看成没有能力的、软弱的、愚笨的或是有精神病的人。所以，咨询师尊重与真诚的态度，是让来访者觉得被接纳及未被排拒的关键。

总的来说，此阶段的进行速度较缓慢，咨询师要有耐心，不要想快速让来访者进入问题，或是急于提出解决问题的建议，一方面因为时间太短，无法了解来访者所提及的是表象问题还是主要问题；另一方面，急于求成很可能会让来访者觉得被催迫而感到紧张、焦虑或反感。我见到很多咨询师对心理咨询有误解，他们认为来访者的目的就是"解决问题"，要建立起来访者对他们的信任，就需要快一点提出解决方案。心理咨询的最终目标的确是要解决问题，但快速的解决方案是不是真的"有效"是值得商榷的。

第二阶段：了解问题所在

初步的咨询关系建立之后，就要开始协助来访者发掘问题之所在。

具体问题的探索

一旦信任安全的关系建立了，就可开始进入问题的探索。例如，探讨来访者对有关人、事、物的看法、想法及感受，且要深究问题的发生、过程及其根源。此时，除了运用初层次同理心，也要开始运用高层次同理心（高层次同理心很难运用，不妨用"挑战"的方法结合初层次同理心），以协助来访者了解自己的盲点、矛盾，或是一些纠缠不清的情绪，以及隐藏在内心深处的压抑。

问题探索要愈具体愈好。什么人？什么时间？什么地点？如何发生？怎么发生？为什么发生？对来访者有什么影响？这些都是可以了解的脉络。其实，在生活中，人们常常看不到问题的所在，那是因为人们有逃避责任的倾向。面对责任往往意味着要面对挣扎、痛苦，所以人们往往会产生鸵鸟心态。故此，用具体的方法来使来访者踏踏实实地"看到""摸到"问题的所在，是很重要的。除了"探索"之外，"澄清"在此阶段也是重要的技能。人与人之间有许多的问题是由不沟通，或者不良的沟通而造成，澄清能够帮助厘清问题。在探索的过程中要让来访者讲"具体发生的事件、原因"而非仅做观念或感受的陈述。例如，来访者说："我真的很不喜欢行政工作，因为它很烦琐，我常常觉得一个头两个大。"咨询师说："请你举一个具体的例子，这样我会更清楚些。"如此，问题就更具体化了。

目的及期待的探索

来访者来找咨询师，一定怀有目的或期待，或是想走出困境、解决问题，或是需要倾诉内心的痛苦情绪，或是受到虐待想求得保护，或是想要得到知识上的补充……了解来访者对咨询的期待是极为重要的，否则就会漫无方向。一旦咨询过程没有方向，双方就会陷入无聊而不想继续的困境。再者，若是来访者的目标及期待超过咨询师的能力范围，咨询师就必须早早告诉来访者，或是停止咨询，或是转介。例如，来访者是一位父亲，他的目标是需要咨询师来改变他的孩子。在此情况下，咨询师就必须认识到自己有没有能力：一方面，孩子不在，只有来访者，咨询能达到这个目标吗？如果要求孩子来，有可能吗？另一方面，来访者愿意面对他自己的问题吗？这些都必须与来访者开放地交流并做进一步的探讨，以免浪费来访者的时间与金钱。

第三阶段：深入问题核心

以上述那位想要改变孩子的父亲的例子来说，他表面的问题是要改变孩子，但事实上问题真的只在孩子身上吗？父亲在这个问题上，是什么立场？他与孩子之间的关系怎么样？家里的其他人呢？而这些往往隐藏在他未意识到的，或是想掩盖的层次。

借着挑战、真实与同理心的运用，咨询师在此阶段帮助来访者慢慢地进入更深的问题核心（这才是主要问题），增加来访者的"自我意识"（self-consciousness）或"自我觉察"（self-awareness）能力，促动他认识"真正"的问题，从而形成解决问题的方案。必要时，咨询师可借助积极的自我经验分享来支持来访者，使其不觉得孤军奋斗，继而产生希望。一旦希望燃起，咨询就已成功了一大半。此时，就可与来访者共同探讨他在与孩子的关系上能做些什么来改变现状了。

第四阶段：制定解决方案

到了此阶段，由于问题已比较清楚，就可设定改善困境或解决问题的方案与步骤，并采取行动。任何解决问题方案的提出，原则上是来访者主动，而咨询师处于协助与支持的地位。在此过程中，来访者要学习"信任"自己有能力来处理问题，并从行动中激发自信与自尊。

当来访者拟订了一个计划之后，要将具体的步骤一一列出。针对这些步骤，咨询师可提出自己的看法，以协助其完善。在来访者执行这些步骤的过程中，咨询师要全然地支持与鼓励。问题解决之时，就是咨询关系结束的时候。

注意事项

在咨询进行的过程中，我注意到一些现象，在此提供给咨询师们作为参考：

来访者来到咨询室后，可能会有些不知所措，咨询师除了用温暖的态度来帮助他放松之外，也可直接询问他来咨询室的目的。有清楚的目的之后，来访者与咨询师就有了一个交谈的重点。这样，咨询的会谈就会有一个很好的开始，不会松散而漫无目的。

有些来访者不仅仅带来一个问题。此时，咨询师就要帮助他找出一个最迫切、最严重或重要的问题来处理。等到这个问题处理完之后，再进行其他问题的处理。

有时候来访者一来到咨询室就谈到了他的问题，且立刻要咨询师给他答案，帮助他解决问题。有些咨询师会不自觉地随着他起舞，想要立刻帮助他解决。其实，这个时候，咨询师要能沉得住气，用同理心、专注与聆听，先让他觉得其"急迫性"得到理解，当来访者觉得咨询师能够"听到"并懂得他的着急时，他反而能静下来，慢下来，然后真正的问题才有可能出现。因着急而给了建议或解决的方案，往往无法真正帮到来访者，因为这证明咨询师缺乏自信与客观。所以，咨询师一定要谨慎。

人生变化无常，咨询关系也是如此，无论咨询过程发生何种变化，切记要有弹性、自主性，也要记得无条件的爱与关心是咨询关系成功建立的基础。

第九章 专注与聆听

我在这里，用耳，用心，与你同在，声波在你我之间回荡着，因为有心，你安了，静了，定了。

首先要说明的是，我并没有用大众所常用的"倾听"，因为这个名词不足以表达真正的"听到"。真正的"听到"，一定要用耳，要用心。聆，是令我们用耳朵来与外界的声音联结；耳朵到位了，就要用到心了。再看"听"的繁体字"聽"，有"耳"有"心"，我们要用心来与耳朵合作，如此才能真正做到专注与聆听。心理咨询师非常重要的能力就是"听到"来访者的叙述，因此要注意人到、耳到、心到。

⊙活动一

1. 一个人先讲话5分钟，另一个人不专心地听（不能让对方明显地察觉到你的不专心）。

2. 交换角色再做一遍。

3. 经验分享。

⊙活动二

1. 一个人先讲话5分钟，另一个人专心地聆听。

2. 交换角色再做一遍。

3. 经验分享。

⊙活动三

1. 一个人用"心"先讲话5分钟（非口语），另一个人专心地聆听。

2. 交换角色再做一遍。

3. 经验分享。

　　从此活动中，很多人发现要听到对方所说的一切是那么的困难，尤其是人们用"心"作无声的表达时。根据心理专家们的研究与观察，要真正地做到聆听，人们需要有高度的专注力，同时，又要放松与自在。要做到这一点真的很难。人与人之间之所以会产生沟通的困难和误会，多半是因未能听到对方所说的，或是选择性地听到部分，或是错听了，或是用自己的经验来理解对方所说的内容。一般而言，专注和聆听是一体的两面，彼此有依存的关系。没有专注，则聆听只是一种假象；没有聆听，专注亦不太可能完成。身为专业人员的心理咨询师若缺乏专注与聆听的能力，再有学问、再有本事也做不了咨询的工作。

　　以下先谈一谈什么是专注，以及专注的重要性，之后再详述聆听及其重要性。

专注及其重要性

小刘是个爱说话的人，讲话经常是大段大段的。有一天，他来到咨询室找我。一见到他，我心中就打鼓。我的天呀！听他讲话很费劲的。我得非常非常专注，否则很难抓住他说话的重点。因此，在他入座后，我就将我的精神集中，我自己都觉得好辛苦呀！

我："你好呀！"（我觉察到自己的用力。）

小刘："你好！我好久没有来见你了。真的很高兴。我今天的问题是……"一如既往，小刘开始滔滔不绝地述说他的问题。

我："你说的是……"（我尝试着重述他的话，想要抓住他到底说了什么。然而，我的思想是散的，我竟然没有办法掌握他说的东西。我感觉到自己的焦虑。）

小刘："你没有听到我说的……"（他有点懊恼。）

专注是一种"临在"（presence）的表示。所谓的临在，是指一个人整体（生理、心理及精神）全然存在的一种状态。不知读者是否有过这样的经验：当自己与别人讲话时，人似乎在，但心神却不集中，最后竟不知对方在说些什么。我在上述与小刘的咨询中就是这样，脑袋非常集中，但是心神却散掉了，因为我太"用力"了。

生活中也不乏这样的情况：我们感觉到对方并没有专心地在听自己说话，虽然对方好像很注意听的样子。

无论哪种情况，对话都会很快结束，因为说话的人或者会觉得不被重视，或者会猜测听者不想继续谈话，或者会以为自己说错了什么。当然，也有人用此心神不专一的方式作为结束他认为是无聊谈话的手段。这种心不在焉的态度，就是所谓的不专注。

1. 什么是专注

专注是对他人的一种尊重、接纳及关心的表现，它是一种行为，也是一种态度的体现。与人相处，我们并不需要时常用口语来表达我们的关爱。专注的本身，就是关爱的最佳表示。口语可以骗人，一个人的态度却是最诚实的。

以前有人询问说："我要去探望病人，但我不知道说什么好。说他快好了，我知道，他也知道，这非真实。有时候我觉得很尴尬而且很难。"其实，很多情况是"无言胜有言，尽在不言中"。你看过恋爱中的人啰哩啰嗦、滔滔不绝吗？很少吧！因为此时的话语成了一种障碍。专注的态度，热切的眼神，就足以表达内心的一切。看望病人如此，拜访亲戚朋友如此，与朋友交谈更是如此，而心理咨询中也是如此。有时言多反而坏事呢！

专注是一种开放、肯定与愿意帮助他人的表现。当一个人表现出专注的态度时，他对说话的人发出了肯定的、开放的邀请——他似乎在对说话的人说："请讲下去，我觉得你说的内容很有意思，我愿意听。"如此，说话人的兴致就越来越高。譬如，一位教师最希望的就是学生对其所教的东西很专注，这表示学生有兴趣学习。它也是一种愿意提供帮助的表示，例如，一位心理咨询师专注的态度，会让来访者感觉到咨询师愿意提供帮助的诚心，如此他才能开放地、信赖地讲真话。

2. 专注的种类

要成为专业的心理咨询师，专注的能力是必备的。做不到专注，就无法得到来访者的信任。

（1）生理上的专注

这种专注可称为初层次或外在的专注，指的是一个人身体的专注，在正常情况下呈现为与对方保持适当的距离（双方都要觉得舒服），呼吸平缓、身体放松、微微向前倾，眼睛看着对方，眼神柔和，脸部的表情随着谈话内容的改变而有所变化……这些都是生理上的专注体现。也就是说，咨询师透过有声语及生理上表现的无声语与来访者交流。很多咨询师以为有声语言（口语）才是沟通的主要渠道，事实上并非如此。多年以前，我甚至见过一些咨询师在与来访者会谈的时候抽烟，这种举动令我大为惊讶。所以咨询师一方面要注重来访者生理上的表现，另一方面也要关注自己送出了什么信号。

（2）心理上的专注

这种专注可称为中层次或内在的专注。此种专注已进入一个人的内在经验中，它包含了情绪、感受、思想及信仰等主观层面的东西，会深深地影响此人的客观认知与判断。它的变化不再像外在的专注那样可以轻易地被察觉。心理专注较生理专注更细微，会造成一种氛围或能量场，对方可直觉地"感受"到你对他的接受与否，虽然他无法明确地用语言形容到底真正发生了什么。对于来访者的状态，也可以透过其对咨询师及咨询室的互动，来观察他深层的问题。

（3）精神上的专注

这种专注可称为高层次或深度的专注。从超个人心理学及中医的原理来看，精神的健康是人们所追求的最高层次，但也是最难达到的。精神专注不再只停留在思想、感受或外在行为姿态的表达，它是一种活力的表现、能量的散发与存在的状态。我们有时形容一个人很有活力或朝气，会说："这个人很有精神。"有时形容一个失恋的人，会说："这个人失魂落魄。"一个人可以假装在生理及心理上很专注的样子，却隐瞒不了他的精神状态，因为它体现在整个人的存在状态上。

总的来说，这三种专注是相互影响的，当一个人的生理专注改变时，心理及精神的专注也会相应改变。举例而言，当一个人和另一个人分享痛苦时，这个痛苦若引起了对方的同情，那么对方就会产生心理变化，感到难过或是哀伤等情绪，而心理变化又会造成此人生理的变化，他的呼吸可能会变得急促，眉头皱起来，眼睛湿润，身体向前倾，等等。这些改变会强化他的生理及心理的专注度，心神会更为凝注，更专一地来倾听他人的分享，他的精神专注度也被强化了。这些变化经常发生在不自觉之中。

聆听及其重要性

聆听，一方面是专注的结果，另一方面亦牵涉此人是否用了心。只有真正专注的人，才能听到对方说话的真正内容，否则不是只听了半截就是听错了，这一点不用赘述，相信大家或多或少有经验。至于客观性，一个人从小到大都受其家庭环境的影响，对事情的理解与看法也脱离不了主观的背景与文化。关于同一件事，两人也许会有完全相反的判断。例如，有一个人在哭，甲看到了马上前去问候，因为甲的第一反应是他一定受了委屈，要帮助他。但乙的第一反应是厌恶，他不想去帮助这个人，因为他认为哭是弱者的表现，不值得同情。在此情况下，甲、乙二人对此人的看法多多少少就会影响其聆听到的信息。但事实是什么呢？如果仅凭听到的信息来做判断，就容易形成误解，这也是人际关系问题产生的重要原因之一。

1. 聆听的种类

聆听是与专注配套的重要能力，懂得分辨聆听的层次极为重要。

（1）表面聆听

严格地说，表面上的聆听并不是一种聆听，因为它只听到了对方所说的话，但并不了解其意义，是一种最初级层次的听话技术。举个例子，有个女孩无意中经过了一个玫瑰花园，不由得对男朋友感叹："哇！这些玫瑰花好漂亮呀！"男朋友记在心里，有一天，他送给女孩一束玫瑰花，期望博得她的欢心。然而，女孩并没有感到高兴，反而觉得很惊讶。男朋友有些不解与失望，他问女孩："你不是喜欢玫瑰花吗？"女孩很困惑他从哪儿得知自己喜欢玫瑰花。后来了解到是男朋友那天听到她说玫瑰花很漂亮就以为她喜欢玫瑰花。事实上，那天她只是说玫瑰花很漂亮，但并没有说她喜欢。男朋友只听了表面信息，所以产生了错误的认知。这就是表层的聆听。

（2）积极聆听

积极地聆听不只是听到对方所说的话，且能听到其弦外之音——包括面部表情、手势、声调、呼吸的速度、身体的姿势。例如，对方告诉你："我很好！"但他两眼无神，双手下垂显得无力，声音低且软弱，如此的行为表示他很好吗？换句话说，积极聆听不仅要听到对方所说的话，也要注意到非口语的其他表示。举个例子，有一天有个朋友来找我聊天。我问他："你好吗？""我很好呀！"他的声音提得很高，脸上露出了"笑容"。但我观察到，他的背部是很僵硬的，下颚抬得高高的，好像在掩饰些什么。我与他进一步交流，得知他近日被老板开除，没有了工作，内心非常沮丧，不知道该怎么办。真实的想法往往隐藏在表层语言的下面，却会通过肢体语言表露出来，所以我们需要积极地聆听。

（3）深度聆听

深度聆听比积极聆听还要更进一步。深度聆听要求听话的人能感同身受，去体会对方所经历的，所感受的。一般而言，此种高难度的聆听方式多用在夫妻关系、家人关系上，为的是激发内心的亲密感。心理咨询师如果进入这种聆听，就需要对自己有相当的了解，心理相当成熟，不仅能感同身受，还要能不陷入其中。这是一种非常难的聆听。举个例子，有个得了癌症的已婚男士，内心非常恐惧。他上有父母，下有两个未成年的孩子，妻子的工作不稳定且持家能力不是很强。他来找我做咨询，一开始他用很积极的语气告诉我说他其实对癌症没有什么担心的，因为生死有命富贵在天。同时，他还很高兴地分享，在这种情况下他的妻子就不会老是换工作，必须稳定下来挣钱，因为他治病需要很多钱。当他讲完之后，我没有肯定他积极乐观的态度，也没有安慰他，甚至没有说什么话。仅仅是用心而专注地看着他，他也默默地看着我。几分钟后，他低下了头，用手蒙住脸开始哭泣。他哭了很长时间，并且告诉我，他很害怕，很绝望，不知道该怎么办。由此，我们进入更深层次的沟通。这就是因为在静默中，我听到了他的担心、不安与恐惧，听到了他深深的无力感。

（4）整体聆听

整体聆听，是对来访者的过去、现在及可展望的未来，都用包容、接纳的态度来聆听。它是最难的聆听方式，听话的人要在个人修养上有很深的功夫，必须以无条件的大爱做基础。在听话的过程中，咨询师必须时时意识到自己的主观倾向、成见偏见及经验，并避免受其影响，以保持价值中立的客观态度。例如，一个杀人犯之所以会杀人，一定有其原因与理由，他现在是杀人犯，并不表示他一辈子都只能是坏人。用这样一种理解及包容的态度来聆听，就是整体聆听。举个例子，这是发生在美国的真实故事。有个抢劫犯在作案过程中被警察们包围，慌乱中他劫持了一个心理学家。大家都在为人质捏一把汗的时候，却看见心理学家带着犯人出来自首了。后来，记者们采访这位心理学家，问他为何能够这么从容不迫而且还能够说服犯人投案。他说："这个犯人虽然实施抢劫，但他一定有原因，所以我不害怕。我了解了他抢劫的原因，也能够理解并且为他找出了解决方案。同时，也协助他认识到他的'利弊'。"该抢劫犯入狱的那些年，心理学家定期去监狱探访他，并与他成为好朋友。这位心理学家在做人质的时候，用的就是整体聆听。保持这样一种理解及包容的态度，是相当不容易的。

2. 聆听的内容

咨询关系建立在安全与信任之上，咨询师与来访者的互动能否进入更深的层次，与彼此的"了解"与"知心"有很大的关系。故此，为了维持对来访者说话时的高效专注与聆听，并能够彻底明白他说了什么，咨询师必须要学习如何"聆听到"他所说的内容。一个人的说话内容大致可分为四类：

（1）经验

经验指的是一个人对事件的经历。例如：

我常常有不舒服的感觉出现，尤其是在吃过早饭之后。

看到别人生气，我就会跑掉，因为生气的人会骂人。

不在家吃饭的人，是有钱的人。

这个世界是男人的世界，女人不太受重视。

（2）行为

在每一个经验中，一定包含了做与不做的行为。这些做与不做的行为，可以帮助我们具体了解一个人在事件发生时的反应：

你与别人说话而我被忽略的时候，我感到头痛。

我尚未开始找工作，但我知道我找不到合适的工作。

当你高声唱歌的时候，我很快乐，想要跳舞。

当你批评老王时，我假装没看见。

（3）感受及情绪

经验及行为的表达，可停留在理性阶段。此种人际交往停留在肤浅的表层之上，而未能进入深层的内心。若要进入内心，必定会碰到一个人的感受及情绪。如果能正确聆听及反映对方的感受，人际关系即可容易地进入深层阶段。例如：

当我不被尊重的时候，我觉得很丢脸。

当我被开除的时候，我觉得很愤怒。

当我离开父母的时候，我觉得很害怕。

当我考上大学的时候，我觉得很高兴。

（4）想法

一个人不断地经历类似的经验，产生相似的感受或行为，就会产生想法，来作为日后行事的指引。当然也有人在产生了单一感受之后，就立即会有想法，以作为行为的指导方针。想法会随着经历的丰富与时间的推移而改变。若能聆听到一个人的想法，就更容易了解他的内心。例如：

找工作找了几个月，什么眉目都没有，我就是一个没有用的人。

你看那些有钱的人都是自私的、狭隘的，我相信钱会使人自私与狭隘。

我的母亲很可爱，待人和善，邻居的妈妈们也是如此。因此，凡是做母亲的人，一定都是和蔼可亲的。

东方人都是保守的、内向的，西方人则是开放的、外向的。

依据经验、行为、感受及想法的分类来听他人所说的话，能帮助我们聆听到其所说的内容，同时掌握其言下之意，尤其是掌握感受及情绪，让来访者感到安全与信任，这是有效咨询关系最为基础的要素。

专注与聆听的呈现

一些人在说话的时候，似乎用了大脑，但实际上却没有真正"过脑"，人们常说"说话不用脑子"，就是这个意思。咨询师对来访者所讲的内容进行重述，让来访者有时间停下来，听听自己到底说了什么，一方面为他整理思路，另一方面让他"过脑"，缓慢下来。正如前文所述，语言有多种，聆听针对的是所有类型的语言，起着类似镜子的作用。

1. 肢体

（1）距离

与来访者的距离要两人都觉得适合，不可仅仅迁就来访者。要知道，咨询师与来访者是一体关系，彼此息息相关，如果只是以来访者为中心，那么咨询师就会被忽略，势必影响咨询的效果。反之亦然。既是一体，就必须关注到双方。

（2）客观中立地反映来访者的肢体、声音的表现

这就是要及时将来访者的肢体动作、面部表情及声音高低反映出来。肢体动作、表情、语调等，都是"隐含语言"，表达了很多潜意识信息。透过专注与聆听，咨询师多方位地反映来访者内隐、外显的语言，对他的自我了解有非常大的帮助作用。例如，来访者说完话，叹了一口气，此时可以在反映他说话内容的同时说："你叹了一口气。"仅仅反映，不要探索。

2. 口语

一个人在说话的时候，往往没有很仔细地思考自己说了什么。咨询师可以透过专注及聆听，反映出他所说的，给他一个觉察的机会。对口语的表述通常有下列几种反映方式：

（1）短句重述

如果来访者表达的是短句子，照原样重述即可。但是"用心"的态度至关重要，因为往往短句中也有相当重要的信息。

（2）简述语句

来访者在叙述事情时，常常会用很长的句子，说很多的话。此时，咨询师要能够很有技巧地从中切入，将长句简要地重述给来访者，在不知不觉中，让来访者说的内容从表层进入较深层次，让来访者觉得"被听到"，

且又不让对话停留在表面的漫谈，而是能深入问题，进行多维度的呈现。下面的几个例子即是简述语句：

来访者1："我觉得人生很没有意思，因为大家都是争来争去，只顾自己。看看世界上有那么多的穷人，无论是物质上、精神上或心理上，可是却没有人要去帮助他们。人都很自私，我真的很生气。人与人为什么不能彼此帮助！"

咨询师1："你对人与人之间的自私、自顾自的行为感到很生气，觉得活在人世间没什么意义。"

来访者2："我真的很不明白同性恋的人，他们怎么能够女人爱女人，男人爱男人呢？"

咨询师2："同性的人相爱，你觉得很难理解。"

来访者3："我对老公颇为生气，因为他只顾自己的工作，从来就不注意到我，我整天也是累得要命，但还得分心照顾家，真是双重的累呀！"

咨询师3："你除了上班之外，还要照顾家，非常的累，你对老公只顾工作的行为感到很不高兴。"

上述三组对话中，咨询师都将来访者所要表达的重点清楚地反映了出来，这就是专注与聆听的具体表现。专注与聆听建立在尊重的基础之上，无论来访者说的话听起来多么不合理，咨询师仍要准确地反映他所说的，因为从来访者的角度而言这些话是非常有道理的。反映不是说服，不是讲大道理，只是将对方所说的一切，用重点的提示反映给对方，目的只是让对方明白，他所说的被"听到"了。不要做任何判断，只是"听"而已。

（3）语调

在来访者陈述的过程中，他的声调也是我们要专注与聆听的重要因素。如果来访者声调是低沉的，咨询师切忌使用高亢的声音；如果来访者是兴奋的，咨询师的语调切忌低沉，除非我们有其他目的或觉察到他深层的能量或隐蔽的情绪……以此类推。

简而言之，专注与聆听的具体做法，就是将来访者所说的内容，依经验、行为、感受及想法，用精简、凝练的语言，用提示及反映的方式传递给他，让他觉得自己所说的被"听到"了。只要觉得被关注到、被听到，来访者就会觉得受关心、受尊重，这就达到了专注与聆听的效果。

小　结

专注与聆听是建立有效咨询关系的重要因素之一，因为它代表了对他人的尊重与关怀。有的人终其一生没有体验过真正的尊重与关怀，却体验过不少有条件的、虚假的关怀及尊重（如一个人关怀你是因为他需要你的关怀；他对你好，是因为他需要你做他的朋友；等等）。所以，一旦感受到真正的尊重与关怀，来访者就能很快地敞开心扉，接纳咨询师。

日常专注与聆听练习

1. 自我检视

每日观察自己做事的态度，是懒散的、分神的、做白日梦的，还是集中的？

2. 聆听自己

每日观察自己是否聆听自己的身体状况、心情、感受、经验及想法。

3. 与他人的交往

每日观察自己与他人的交往态度，是抗拒的、判断的、心不在焉的，还是很中立的？为什么？

4. 练习专注

第一个月，每日对一个人练习"专注"的态度。

第二个月，每日对两个人练习"专注"的态度。

第三个月，每日对三个人练习"专注"的态度。

第四个月，每日对四个人练习"专注"的态度。

依此类推逐渐增加对他人的专注练习。

5. 练习聆听

第一个月，每日观察自己与他人的交谈及互动，自己是敷衍的、表面的聆听，还是深度的、全人的聆听？

这种观察持续三个月，并写下记录。

从第四个月开始，不仅观察，还要运用聆听的技术，并觉察自己聆听他人时的状况，留意到底发生了什么，为什么。更深入地了解自己聆听时的困难，并且尽力处理。

6. 持之以恒

持续观察、觉察，并改变聆听他人的方式及态度。如此，技术就能成为技能。

咨询师专注与聆听练习

1. 日常练习

每日观察自己做事的态度，是懒散的、分神的、做白日梦的，还是集中的？有何肢体信息？声音有何变化？与人的距离如何？有无特殊表情？

每日观察自己是否聆听自己的身体状况、心情、感受、经验及想法，以及思考为何如此。

每日观察自己与他人的交往态度，是抗拒的、判断的、心不在焉的，还是很中立的，以及思考为何如此。

每日观察自己与他人的交谈及互动，自己是敷衍的、表面的聆听，还是深度的、全人的聆听？有没有肢体、表情、声音及其他的外显无声语言？

练习重点反映以及简短提示他人的说话内容，并反映他人的外显无声语言。这是一种技术，需要多练习才会成功。

2. 简述语句练习

我真的很讨厌他的样子，他是那么做作与矫情。我不想再跟他见面，我真的不想跟他做朋友。但是我却不能拒绝他，我害怕得罪他。看起来，这件事情还真的不好办。

简述：

_____

_____

_____

生命是很重要的，很有价值的。为什么这么多人不珍惜？我想不明白，每年都有至少 25 万人自杀。我真的不懂，为什么？为什么？难道他们不会觉得对不起他人吗？难道只有他们在辛苦地过日子吗？

简述：

_____

_____

_____

今年是世界很动荡的一年。真是奇怪，这么多的民族，这么多的人，不是一切都会自我平衡吗？为何会动荡？难道大家都受到波及吗？是何道理呢？有老天在安排一切吗？我真的想不通。

简述：

_____

_____

_____

我是个小孩子难道就有错吗？为何大人一切都是对的？我觉得最没有道理的人就是大人。他们不听我们的，还自以为是。难道他们从来没有做过孩子吗？凭什么这样对待我们？我长大了就要用同样的方式对待他们，让他们尝尝我们的痛苦。

简述：

_____

_____

_____

到底什么是科学？科学不是不承认奇怪的现象如气功，或意念控制吗？可是自从量子科学发展之后，经典物理学的很多理论被推翻，但还是有那么多的科学家继续坚持。到底什么是科学？目前有所谓的脑机接口技术，就是用大脑来控制无人机、无人驾驶小汽车等，就是用意念控制外物呀！这难道不科学吗？

简述：

_____

_____

_____

第十章 "感受"在咨询中的运用

在人海中，寻寻觅觅找个知音，难呀！直到觉得被理解，因为内心的痛苦被接纳。

2009 年 1 月 21 日晚上，25 岁的朱某，就读于美国弗吉尼亚理工大学农业经济博士班，在该校研究生宿舍一楼的 Au Bon Pain 餐厅喝咖啡，竟然在无争吵的情况下，将 22 岁研究生杨某当场"斩首"。是的，斩首，死状极其恐怖。全场的人都震惊了，我看到这则消息时也惊讶不已。一个学习成绩如此优秀的年轻人，为什么这么冷血？这个案子也让我想起某知名大学学生用硫酸泼动物园的熊，以及轰动全国的马加爵案。

出了什么问题？他们难道没有理性吗？难道没有头脑吗？难道不想一想吗？其实他们不是没有理性，不是没有思想，问题也不是出在理性或头脑上，而是出在情绪上。他们没有注意到情绪的重要性，也没有循着情绪的变化来了解问题的根源，而是用"合理化""隔离"甚至"升华"等防御机制欺骗自己，将不舒服的感受压了下来，为的是"冷静"地面对，因为这才符合社会的要求，符合一般人对"成熟"的看法。有些人表面上情商高，其实也是压抑的结果。

谈到感受，许多人在表达内心的体会时，会混淆几个名词，如感受、情绪、感觉、知觉等。这几个名词的原文是英文，但经过翻译，特别是非心理学专业人员的翻译，就产生了误差。

情绪

"情绪"对应的英文单词是 emotion，维基百科上的表述是这样的：情绪是由神经心理变化所引起的心理状态，与思想、感觉、行为反应以及一定程度的不愉悦有关，目前在定义上没有科学共识。基本情绪大致有喜悦、愤怒、悲伤、恐惧、厌恶、惊奇、羡慕。复杂情绪则有窘迫、内疚、害羞、骄傲等。实际上，在查阅相关资料时，我发现有关情绪的表述，真是各家说法不一，有的认为人有十几种情绪，有的认为有二十几种，还有的认为有几百种……大家各持己见，基本上没有统一看法。

感受

"感受"对应的英文单词是 feeling，维基百科上的表述是这样的：感受指的是感官侦测到外界的能量变化后，于个体内部产生的生化反应；大脑将这些神经讯号接收处理后，就会得出感知。感受是生物的基本能力，为辨别有无生命活动的重要凭据，也是影响情绪的主要原因之一。

有意思的是，当我查阅辞典时，感受的定义是"感觉、领会"。此处出现了"感觉"，看起来感受又是感觉。百度百科的定义则是：感受是接触外界事物得到的影响与体会，是感官侦测到外在的能量变化，于个人内在所产生的生化反应；感受是生物的基本能力。与感受相关的词汇有快乐、哀伤、难过、内疚、愤怒、兴奋等。

感觉

"感觉"对应的英文单词很多，通常被翻译为 feel、feeling、sense、sensation，有的学者也翻译成 sensory。维基百科上的表述是这样的：感觉是针对各种心理体验和反应的一般心理术语，如恐惧、嫉妒、快乐和爱等。尽管有许多不同的神经生理学方法来测量感觉，但这些方法并没有被认为是统一和单独有效的。华人百科则将感觉定义为：感觉是人脑对直接作用于感觉器官的客观事物个别属性的反映，包括视觉、听觉、触觉、嗅觉与味觉，它分为外部感觉和内部感觉，会产生躯体反应。谷歌上的定义是：感觉是针对各种心理体验和反应的一般心理术语，是基本的认知过程，如恐惧、愤怒、讽刺及怜悯、嫉妒、快乐和爱等。但百度百科就将 sensation 翻译成感觉，而 sensation 其实又有躯体"知觉"的意思。在百度搜索"感觉是什么"，出现的答案有生气、愤怒、快乐、讨厌、自责、难过、可爱、害怕、恐惧、喜出望外、心事重重等名词性的表达，与情绪的表述没有太大的区别。有道词典将 perception 翻译成感觉，而 perception 又有认知的意思。

写到这里，我感到比较混乱。情绪、感受、感觉的定义看似不同，但用于描述它们的词语，如欣赏、讨厌、嫉妒、愤怒、快乐、难过、不安、愉悦、开心等，却是类似甚至相同的。英文原词其实很是清楚的，但中文翻译却让我们莫衷一是。例如有一本书英文原名是 *What are feelings?* 中文书名是《感觉是什么?》，也就是说 feeling 既是感觉又是感受。或许有人会说混同使用也是可以的，生活中人们也是这样做的。然而，我认为这原本是翻译问题，对这些词语的翻译应该更精准些。对于专业的心理咨询师来说，在与来访者会谈时，如果我们能够更精准地辨析及使用这些词语，对咨询将会有更多的帮助。

根据多年的研究及临床经验，我对这几个词做了区别：

"感受"是一个人对外界所发生一切的心理上的主观反应，不包括知觉（躯体反应）。它可以是单一的，也可以是复合的。例如，"难受"是单一的感受，而"生气"是复合的感受，后者包括了内疚、哀伤、害怕、无力甚至冷漠等多种感受；"快乐"可以是单一的感受，也可以是包括平安、平静等的复合感受。每一个感受至少对应一件事情，而一件事情可以产生多种感受。

"情绪"是一个人对外界所产生的复杂反应，包括事件、行为、思想及感受等，它必定会引起生理上的反应。典型的情绪表达有"我今天心情很差""我的心情很不好""我感觉很糟糕"等。其外显的状况可能是皱眉、身体僵硬或弯腰、四肢下垂，当事人的感受可能是沉重、难受、急躁等。但情绪不都是负向感受所引起的，它还包括积极的、愉悦的、开心的感受，只是整体体现出来的是负向更多一些，快乐开心被压抑下来而已。

"感觉"则是躯体（包括五官）对外在刺激反应而产生不同感受的混合体。譬如"我感觉到头很晕"，当事人有躯体的反应，同时内在产生了难受、哀伤等感受。

我尝试着将这几个名词解释清楚，为的是帮助从业人员在认知上更为明晰与确定，以便更有效地用在不同的治疗方法上。譬如，口语疗法是所有疗法的基础，在口头语言的基础上，我们还要关注来访者的躯体所产生的无声语，以及心理及精神能量所带来的隐含信息。超个人心理咨询中，有许多方法都与情绪、感受、感觉密切相关，例如，专注法就是找出感觉及感受所对应的内心深处的聚焦点来进行治疗；心像法运用情绪的复合性来进行创伤疗愈；表达艺术疗法则是通过多样化的媒介，来促进内心对外的连接。事实上，情绪、感受、感觉，它们都很相似，无法做出泾渭分明的划分。因此在本书中，我基本上会用"感受"或"情绪"来代表这三者，但即便将三个名词混同使用，咨询师们也要心知肚明。

表达感受的限制

这个世界有很多的限制，对某些感受的表达就是其中之一。哪些感受不可表达呢？愤怒、怨恨、生气、哀伤、难过……因为别人不喜欢。为了得到别人的赞许与接纳，我们就要表达出别人喜欢的情绪，譬如快乐、愉快、喜悦、轻松、平安、平静等。那么，那些不被接受的感受到哪里去了呢？它们被放到了所谓的"地窖银行"，在那不见天日的地方存了起来。

在累积到一定程度后，它们就会在我们的生活中以不同的状态或现象表现出来，如对工作、食物、毒品、酒精成瘾；对性行为、关爱、关心的过度要求；身体出问题，如心脏病、癌症、关节炎等；精神心理生病，如精神崩溃、抑郁、自杀；等等。

感受的真相

许多人对感受的真相并不了解，人们要求自己理性、冷静、坚强，以为这样才能被社会接纳。因此，在接受教育、社会化的过程中发展了以此态度为中心的处世原则，让感受的真相成为永不见天日的秘密。这正是人们受苦的真正推手。为此，了解感受的真相，在心理咨询中极为重要。

感受是能量，具有渗透性、传播性与感染性

大家可以先做个两个小实验：

放松地靠在椅背上或躺下，闭上眼睛，深深地吸几口气，然后在心中回想起过去或现在所发生的一件让你难过的事情。不要着急，给自己一点时间，去体会那种难过的感觉。体会几分钟，然后慢慢地睁开眼睛。伸出你的手，让别人压一压，看看它是不是很快就被压了下来。

做上一条的前半部分动作，然后，在心中回想一件让你愉快的事情。不要着急，给自己时间，然后体会那种快乐的感受。体会几分钟后慢慢地睁开眼睛。伸出你的手，让别人压一压，看看它是不是有力，比较难压下来。

难过的感受会让人软弱、疲累，而愉快的感受却能让人充满精力与活力，因为感受是一种能量，不仅对个人有冲击，同时也会形成一个能量场，使其中的任何生物都受到影响。近年来利用这种原理养牛、酿酒、做面包的大有人在。

情绪是主观的，没有对错与好坏

情绪是人根据他所成长的环境、他的价值体系及其他因素在面对外界时产生的心理反应，例如，在美国长大的人看到老人自己拿东西，觉得很自然，不会有不舒服的情绪，而生活在中国的人看到老人自己拿东西，就会抢着去帮他拿，否则会有不安的感受。当然，每个人感受的内容不同，程度不同。这些感受，没有客观的标准，是主观上的反应。

情绪怎么没有好坏的区别呢？生活中，人们形容情绪时，常常说"我今天的感觉很好""我现在感觉很差"等。其实，这些形容感受的表述是错误的，因为所有的好坏分别一定来自客观的标准。由于情绪是主观的产物，所以它本就没有好坏之分。那么为什么大家会如此区分感受呢？前面说过，这个世界对某些情绪是不接受的，所以认为它们是不好的，例如生气、愤怒、哀伤、沮丧等；某些情绪是被鼓励的，容易接纳，所以是好的，例如快乐、愉悦、轻松、平安等。我们在耳濡目染中压抑难受，伪装自己，假装快乐。所以，情绪的好坏是我们的家庭、社会给予的评价，而非真有好坏。然而，这种评价却影响了人们的身心健康。

尽管情绪本身无所谓好坏，但它所产生的结果却有好坏之分。如果我们不懂得如何去处理情绪，任由它发作或是压抑它，那么它很可能会影响我们的健康。另外，由于情绪是能量，能够影响他人，所以也会对他人有干扰。

头脑层面的思维会压抑情绪，逃避痛苦

压抑有两种，有意识的压抑与无意识的压抑。有许多的情绪一方面不为他人所接受，另一方面也给人带来痛苦，因此一旦它发生了，人们的第一反应就是"逃避"，自动地启用防御机制。有意识的压抑就是刻意用合理化、升华、幽默、讽刺、自说自话等方式来解释或化解不舒服的情绪，以免受到干扰。这种被压抑的情绪并不会因此而消失，反而会储存在所谓的"地窖银行"

中，如此人们就不用去面对事实，久而久之，就活在虚幻的世界中。

合理化的想法无法改变真相，情绪才是了解真相的根本

有一位咨询师，在第一次会谈后，他的来访者就没有再来，他内心很是受挫，但是他不想承认，也不去了解发生了什么，就自我安慰说："这个来访者其实是很固执的，不再回来见我是他的问题，是他的损失。"这样，他立刻就觉得舒服很多，但他之后的咨询一直没有起色。在与我聊过之后，他发现了真相，其实他特别自责与难过，觉得自己不是个好咨询师，但因不敢面对自己"很差劲""很挫败"的感受，就自我安慰。实际上他很清楚自己是不敢面对害怕：害怕自己不够好。然而，真相是什么呢？来访者真的是不满意吗？是咨询师很差劲吗？都有可能，但是不去了解真相，它永远是个谜。那么是什么阻碍他去了解真相呢？就是那被压下去的害怕、自责与难过的情绪。我鼓励他去了解。当他与来访者通了电话后，才发现原来来访者一直想来，却生病了很长一段时间，时间久了，也就算了。

情绪是连接人与人关系的桥梁

在理性的、冷静的互动中，人与人之间往往停留在表面的"你好我好"的客气关系上。世界上人口这么多，孤独的人也同样多。由于要冷静、要理性，所以许多人不敢、不能向他人表达自己的情绪，因此，这些人就是孤独的。其实，当我们回想起来，与我们有真正关系的，难道不是那些和我们一起难过、一起快乐、一起分享哀伤及其他感受经验的人吗？只有在感受的分享中，人们内心的亲密感才会增加，安全感才有可能建立。有一句老话说"不打不相识"，指的就是这个。理性冷静，是一道关系防线，情绪的了解与分享，则是此防线的最佳溶解剂。生活中，需要做到两者的结合。

情绪的能量是检测生命力的根据

情绪有能量，由情绪度衡量，人们可据此了解情绪的强度。否则，我们就会成为情绪的奴隶而求生不得，求死不能。情绪可以用生命力来表述，高情绪度的人，生命力、动力强，关爱的能力也强，反之亦然。情绪的界线，可用"生气"来划分。当我们的生气情绪被释放了，生命的活力就会开始增加而转为开心、愉悦等；当生气被压抑了，生命的活力就会往下降而成为害怕、难过、焦虑，最终将自己隔离起来，成为冷漠、无助的人。

人们的想法、行为、经验不同，但所产生的情绪基本上是一样的

人们可以对事情有不同的看法，但感受却是一样的：难过、快乐、沮丧、嫉妒、生气、不安、沮丧、愉悦、平安、祥和……我们可以说，人们共同的语言就是情绪。

情绪的压抑，让人用扭曲的眼光来看世界

人们的"认知"没有所谓的"纯粹"与"客观"，因为五官的经验、想法的判断，都带有感受，而感受中注入了对事件的主观意识。所谓的"客观"，还真不客观，除非我们能够了解感受，将此主观因素排除，否则，扭曲的眼光必定造成扭曲的视野，扭曲的视野必定带来偏差错乱的结果。

感受的原则

感受是无法被隐藏的。

感受是没有对错的。

感受与思维是并存的，没有高低之分。

要立刻解决问题，恰恰是不想面对感受的表现。

在处理别人的问题前，要先了解自己的感受，如此才能有效地帮助他人。

表达消极的感受与表达积极的感受，是同等重要的。

消极的感受若不表达，就无法了解事实的真相。如此，积极的感受就无法达到其正面的效果。

了解感受是解决问题的关键要素。

愤怒、生气，是因为需求没有被满足。

所有负向情绪的根源，是生气。

生气是所有感受的分水岭，如果能够正确了解与表达生气，那么感受就会逐渐上升到开心、愉悦、宁静等积极层面；否则，就会下降到焦虑、害怕、冷漠，甚至绝望等消极层面。

不面对感受的方式

对抗：想要成为自己，但又无法表达感受。

攻击：对抗不了，或者主动攻击，或者用妥协的态度来进行被动攻击。

愤怒：不去了解事情的原委，情绪很快就积聚并爆发。

合理化：用自以为合理的理由来冲淡或解释内在不舒服的感受，从而避免面对它。

逃避：立马压抑，顾左右而言他，冷漠视之，不去处理，甚至用幽默的方式来化解它。

迁怒：将不舒服的情绪发泄在他人身上。

发泄：不去面对当事人及事物，而仅仅就情绪找个释放出口。

灵修：用静坐、内观、祈祷、持咒等灵修操练逃避感受。

隔离：当痛苦出现时，就进入抽离的、没有反应的状态，如此就变得冷漠，其实内在是无奈、无助的。

寻找替罪羊：将责任推给他人，如此自己就不用承担责任。

其他自我防御机制：自我安慰，找借口，视而不见，说笑话，过度照顾他人，等等。

如果不面对、不处理感受，感受会消失吗？不会的，不面对是因为害怕，不处理则是因为担心。害怕与担心面对处理感受时所产生的痛苦，所以它们会被送进"地窖银行"储存起来。假以时日，这些情绪会形成一种高反动的能量，这就是心理学家马丁纳所谓的自由激进能量（free radical energy)，会不受控制地到处流窜或堵塞在身体的任何一处，且会影响他人及环境。

地窖银行是什么？它的作用如何？

地窖与银行，都是储存东西或贵重物品的地方。地窖银行中累积的是会产生负向能量的情绪，积累多了，就会以不同的形式呈现，影响我们的生活，例如：过度焦虑、担心、紧张，忧郁、沮丧，过度内疚，失眠或嗜睡，过度思考、猜测、幻想，强迫行为、无法控制的想法、恐惧、占有欲，被迫害的幻想，隔离、否认，不断抱怨，暴力（冷暴力、热暴力），过度温柔、甜美、虚伪、不真实，生病，成瘾（性、爱、毒品、工作、物品），过度助人的渴望，等等。

为了不让情绪存进地窖银行，我们需要了解什么是感受，然后去了解它是因为什么而产生的，即了解事实的真相，这样才有可能做到不压抑、不积存。如此才能拥有健康的心理。现在很流行"晒"——个人隐私、私房物，都拿出来与他人分享。从心理健康角度来说，我不主张不经筛选就什么都"晒"出来，但是把感受拿出来晒一晒倒是很健康的，不要纠缠不放就好。

咨询师可以借用情绪度简易参考表来评估咨询是否有效（见表1）。如咨询有效，来访者的情绪度会提高。

表1　赫伯特情绪度参考表

分区	描述	得分
第三区	热忱 愉悦 保守、谦虚	4.0 3.5 3.0

续表1

分区	描述	得分
第二区	轻微兴趣 没兴趣 无聊 敌对	2.9 2.6 2.5 2.0
第一区	爱吵架倾向 愤怒 憎恨 厌恶 焦虑 害怕	1.9 1.5 1.4 1.3 1.02 1.0
第零区	绝望 恐惧 麻木 同情 奉承讨好 悲伤 做补偿 自我贬抑 受害者 没希望 冷漠（无助） 没有用 肉体死亡（行尸走肉）	0.98 0.96 0.94 0.9 0.8 0.5 0.375 0.2 0.1 0.07 0.05 0.03 0.0

小　结

　　人们常常说，要改变观念才能进步。可是，改变观念为何那么不容易呢？在从事心理工作 30 余年后，我的这个疑惑终于得到了解答。那是因为我们的感受一直被积压着，像火山中的岩浆般影响着我们。讲道理和说教只会让我们自责内疚，继而产生更多的委屈与愤怒。最根本的解决之道就是了解这些感受，接纳它们，正确面对产生这些感受的痛苦经历，以便得到疗愈。咨询师们一定要对感受、情绪及感觉有深刻的认识，并能善待它们，如此，改变才会水到渠成。

练 习

1. 感觉的表达

生活中我们常常将感觉与感受混淆。我们通常用"我觉得"来表述感受，实际上表述的更多是感觉而非感受。清楚地分辨二者，是很重要的。感觉包括了生理上的知觉（sensation）、认知（perception）及感受（feeling）。

当我去一个陌生的地方，我觉得身上的毛发都竖起来了（感觉），我在发抖。

当我口渴的时候，我觉得很想喝水（感觉）。

当我要考试的时候，我觉得我很不想考，觉得考试一点也没有意义（感觉）。

你说我很帅的时候，我觉得你很客气（感觉），我没有那么帅。

你一直瞪着眼看我的时候，我觉得你很奇怪（感觉），我不知道你为什么一直看着我。

当你说我不是个好人的时候，我觉得你才不是个好人（感觉）。

当有人喜欢我的时候，我觉得他一定是有什么企图（感觉）。

当我看到穷人的时候，我的内心就很痛，觉得老天怎么这么不公平（感觉）。

当你用不礼貌的态度对别人说话的时候，我觉得你怎么是这样的一个人（感觉）。

当世界的气温在升高而人们还没有重视环保的时候，我真的觉得人怎么这么自私（感觉）。

2. 感受的表达

感受是感觉所包含的心理反应，是一种体验。以下画线的地方，就是感受的表达。

当我去一个陌生的地方，我会觉得很害怕。

当我口渴的时候，我觉得不舒服。

当我要考试的时候，我觉得很紧张。

你说我很帅的时候，我觉得很开心。

你一直瞪着眼看我的时候，我觉得很困惑。

当你说我不是个好人的时候，我觉得很难受。

当有人喜欢我的时候，我觉得有些怀疑。

当我看到穷人的时候，我的内心就很哀伤。

当你用不礼貌的态度对别人说话的时候，我觉得很生气。

当世界的气温在升高而人们还没有重视环保的时候，我真的觉得很愤怒。

3. 了解感受的练习

我到了一个陌生的地方，不认识任何一个人。有人看到我，但是表情冷漠，我的感受是＿＿＿＿＿＿＿＿＿＿＿＿＿＿＿＿＿＿

当我被责备的时候，我的感受是＿＿＿＿＿＿＿＿＿＿＿＿

当我考试考得好时，我觉得＿＿＿＿＿＿＿＿＿＿＿＿＿＿

当我碰到冲突的时候，我觉得＿＿＿＿＿＿＿＿＿＿＿＿＿

当你消失不见的时候，我觉得＿＿＿＿＿＿＿＿＿＿＿＿＿

当你们哭泣的时候，我觉得＿＿＿＿＿＿＿＿＿＿＿＿＿＿

当我摔倒的时候，我的感受是＿＿＿＿＿＿＿＿＿＿＿＿＿

我想要一件东西却没有得到的时候，我觉得＿＿＿＿＿＿＿＿

当我需要某人，他却不需要我的时候，我觉得＿＿＿＿＿＿＿＿＿＿

当我面对死亡的时候，我觉得＿＿＿＿＿＿＿＿＿＿＿＿＿＿＿＿

4. 区别感觉与感受

请分辨下列句子所述是感觉还是感受：

我觉得你是个好人，想要与你做朋友。

我看到书本就想睡觉，觉得头晕。

这是个冷漠的世界，我觉得很焦虑。

天气太冷，我想睡觉，但睡不着，内心很烦躁。

老板不加薪，我觉得他很不够义气，不想为他工作了。

大人很难相处，动不动就发脾气。我与他们在一起，觉得很不开心。

小孩子好厉害呀，能够做很多大人无法想象的事情。我觉得很欣慰。

心理咨询是个专业性很强的工作，目的是有效地帮助来访者，我觉得很不简单。

快要过年了，没有结婚的人都很焦虑，因为家人都要"催婚"，我为他们担心。

今天我感觉很差，心情不好，特别难受。

第十一章　同理心/共情

你的世界我不懂，但我可以走到你身边，与你一同行住坐卧，仍不失去我的行云流水。

甲："今天天气真好！"

乙："有什么好的，你没有看到连太阳都还没出来吗？"

甲："我今天心情好，所以太阳没出来没关系，我就是认为天气好！"

乙："我觉得你太主观了。"

生活中，我喜欢观察别人如何交谈，这可以帮助我了解人与人的关系。上述对话，是非常常见的一种互动。

咨询师："你今天来找我是为了解决什么问题呢？"

来访者："你一定能够帮助我的，我真的很需要你的帮助。"

咨询师："你一定要明白，心理咨询师总是引导来访者自己解决问题，我是不能够帮你解决的。"

来访者："我就是解决不了才来找你的呀！"（很生气地离开了咨询室。）

上述对话来自我在一所高中见到的一个督导的案例。咨询师认为自己是很正确的，因为这是必要的设置，他不明白为何来访者很生气并且离开。

为什么要了解同理心？它对心理咨询有什么作用？人的复杂，造成了沟通的复杂。又因为每个人都是独立的个体，出生后就有一个与他人不同的倾向，为的是显示出自己的独特性。就是这种分别心，造成了人与人之间的不理解，因为大家都争相说出自己的道理，却忽略了别人的；大家都想说出自己的感受，却听不到别人的。因此，心理咨询首先要做的，就是要听懂来访者所说的话，让他觉得被了解、被接纳。当他觉得被了解、被接纳时，才有可能真正地了解与接纳他人，问题才能得到解决。来访者来到咨询室，表面上所呈现的往往是一些有待解决的"问题"。事实上，每个人都有解决问题的能力，只因未得到理解，所以孤独、害怕、焦虑、紧张、担心等情绪堆积起来，让他暂时失去解决问题的能力罢了。一旦情绪得到疏通，能力就自然会恢复，解决问题自然不在话下。

拉斯金（Raskin，1974）曾经做过一个研究，结果显示，无论是什么流派，均认为咨询师的首要条件就是有"同理心"。通过表达同理心，咨询师创造了空间，与来访者建立起信任的关系，如此，来访者紧张、焦虑的情绪才能释放出来，咨询师才有机会弄明白问题的核心。当来访者的心声被听懂了、理解了，他的内心才能腾出空间，他才能进入内心深处，去反思、了解事实的真相，对自己的想法、经验与行为做更进一步的探索。

同理心就如同润滑剂，能让来访者在不知不觉中说出内在压抑的、困惑的、挣扎的东西。同理心提供支持，使来访者觉得有依靠、有力量来面对生活中的困境。同理心能够鼓励来访者积蓄积极的能量来承担生活的责任，并激发其在生活中面对问题及挑战的勇气。

同理心的由来与定义

"同理心"一词源于希腊语，原是用来形容了解他人主观经验的能力。美国的心理学家铁钦纳在 20 世纪 20 年代首次使用"同理心"一词，为的是与同情心相区别。后来，人本心理学家罗杰斯发现同理心非常适合用在会谈中，故将其作为心理咨询的三大要素之一。同理心后来不仅被心理学家、心理咨询师等专业人员广泛使用，而且成为沟通过程中不可或缺的条件。罗杰斯在早期对同理心的定义如下：

同理心的状态，就是要在保持自己的立场的同时，能进入他人的内在，好像自己就是那个人一样，去精准地理解他的感受与所说的意思。也就是说，去体察到他人的快乐或受伤的感受，并且能理解到其所发生的原因，但同时要能意识到这只是"好像"发生在我身上，但并非真正是我的经验。如果这种"好像"的品质失去了，那么这个状态就成了"认同"而不是同理心。（Rogers，1951：210－211）

然而，经过不断反省与体验，1980 年，罗杰斯在《论人的成长》（*A Way of Being*，1980）中对同理心有了新的诠释：

我不再认为同理心是一个"状态"，因为我觉得它是一个过程（process）……对他人的同理心体现在几方面。它指的是进入他人所觉知的世界中，觉得自在；它指的是敏锐地察觉到他人在每一时刻的变化所表述的知觉意义，及他每个当下所感受到的害怕或愤怒、平和或困惑；它表达的是暂时放下个人的判断，去体验他人的生活；去意识他所没有觉察到的内在感受意义（felt meaning），而不立刻去挑破它，因为这会让他觉得有压力；它包括如何用温和而不强迫的方式，告诉他你从客观清晰的视野中所观察到的他的世界，以免引起他的害怕。并且，要经常向他求证，以便修正自己的看法，确保自己的了解是正确的。对这个人而言，你是他内在世界的一个可以信赖的朋友。你从他不断经验的事物中指出那可能的意思和意义，协助他注意到那有用的资料，去更全面地经验它，并对它有更多的了解。

这种"与他人一起"的意思指的是，暂时将自己的观点与价值放下，用无偏见的态度进入他的世界。也就是说，要将自己放下。只有那些对自己有足够安全感，不会迷失在那奇怪而陌生的世界中，且在自己的意愿下能随时回到自己世界的人，才能做到同理心。或许这个对同理心的解释，

清楚地表明它是复杂的、苛求的、强烈的——同时也是一种微妙的、温和的存在方式。(142−143)

罗杰斯在不同时期对同理心的解释表明同理心不是一种"状态",因为状态可以是僵化的、停滞的。经过多年的反思与学习,受到简德林(Gendlin,1962)的"正在经验"(experiencing)的影响,罗杰斯认识到人的思维、感受、经验等都在不断地改变与修正,所以它必定是个过程,是不断发展的过程。这个过程中,最重要的是咨询师与来访者交流的方式,那是一种"存在的方式"。更深入地说,罗杰斯从来没有说过它是一种"技术"(skill)。我很赞成罗杰斯的观点,它不是一种技术,而是一种能力。这种能力如何培养呢?我认为,咨询师在初期可以将它作为一种技术来练习,但一定要记得,它不能仅止于此,它更是一种对人整体存在所表现的态度,那就是"与他人在一起",也就是罗杰斯所强调的"I am with you"。在心理咨询中,"与来访者在一起"极为重要。前述的案例中,咨询师遵守了咨询关系的设置原则,但没有"与来访者在一起"。一个没有与来访者在一起的咨询师,尽管他恪守咨询的伦理原则,但他无法留住来访者。这样的咨询师是失败的。

同理心的阶段

人与人的关系,除了那些"一见钟情"的有缘人外,多半是从陌生慢慢发展到熟悉。咨询关系也是一种人际关系,所以它的发展,也一定是从咨询师与来访者的准备阶段开始。

1. 准备阶段

此阶段是整个咨询过程的基础,咨询师会给来访者留下第一印象,所以非常重要。准备阶段包括见到来访者前及第一次会谈的期间,它被称为"调频"阶段(Shulman,1992)。调什么频呢?

（1）将心比心

当咨询师的助手或是本人接到来访者的预约时（通常是经由电话，或本人到咨询室），都会有一个记录本，记下来访者的性别、年龄、职业及要咨询的问题。当一位咨询师，尤其是缺乏经验的咨询师拿到这些资料之后，就要有一些心理准备。这个准备是非常重要的，因为我们不希望咨询会谈成为"鸡同鸭讲"的局面，所以，必须要将自己转到与来访者相同的频道，能够敏锐感知来访者的情况，以帮助来访者尽快地和咨询师建立起信任的关系。此时，就需要练习"将心比心"的功夫了，这是指咨询师能够以"好像是"（as if，罗杰斯语）的方式，来体验、感受来访者的身心灵状态，当来访者在陈述时，能很快地听懂他所表达的内容。

需牢记，没有任何人可以完全地将自己的心比他人的心，因为没有任何两个人的成长环境、主观意识与体验是完全相同的。所谓将心比心，最重要的是"暂时放下"自己的心思念虑，全身心地聆听来访者说话，而非运用自己的经验来比拟来访者的体会。

例如，来访者是一位女性，大约 20 岁，想要谈的是恋爱问题。将心比心的体验，目的是将咨询师与来访者联系起来。第一步，咨询师要安排一个安静的环境，在此环境中安放两张面对面的椅子。自己坐在其中一张椅子上，然后深呼吸几次，静下心来。第二步，用一个"观照的我"（mindful self）来看自己，看到自己的过去及现在，就像看一幅画一样。第三步，看到自己由现在的尺寸渐渐地变小，直到消失成为背景，确认已经放下了自己，放空了自己。第四步，现在换坐到另外一张椅子上，去体会自己是一个大约 20 岁的年轻女性，正面临恋爱的问题。第五步，去联想可能发生的情景，去体会来访者的感受、经验等，然后写下来。

当然，要注意的是，这只是咨询师的"调频"过程，并不代表来访者就一定是这个样子，所以，即便咨询师通过上述练习很有收获，但它仍是咨询师的东西，在聆听来访者的描述时，要保持觉察。

（2）听到来访者内在寻求"有能力者""权威者"支援的需要

来访者之所以会来做心理咨询，往往是万不得已，我们的文化向来是以家族为中心的，一个人有问题的时候，首先多半会去找亲朋好友来解决，而不会找陌生人。来访者找到陌生的咨询师，一定是没办法或是极其孤独了。来访者忐忑不安的心情可想而知。所以，在初次见面时，让来访者觉得放心尤其重要。下面的例子中，来访者是一位 50 岁左右的男性，咨询师则为 30 岁左右的女性。一进咨询室，见到咨询师时，来访者的眉头就皱了起来。但是碍于礼貌，他很客气地掩饰了自己的怀疑，坐了下来。

来访者："你好！你们这边口碑很好哦！我问了很多人，他们都推荐你们。"

咨询师："是的，我们咨询室已经开了很多年了，帮助了许多的人。你今天来到这里是为了……"

来访者："你们的年纪好像都很小哟！"（四处张望。）

咨询师："还好吧！我们的平均年龄是 40 多岁。"

来访者："你们这里的男咨询师多，还是女咨询师多？"

咨询师："女的比较多！不知道你问这个是……"

来访者："我觉得你们都太年轻了，而且，我是个男的，恐怕你不会了解我的心境与想法的。"

咨询师："这点你放心，我虽然年纪轻，但我已从事这个专业五六年了，是比较有经验的。至于性别的问题，这一点你也请信任我，因为我从小就和男孩子一起长大，对于男性的心理有很深的理解。"（咨询师很有自信地告诉来访者，并且想要说服他。）

来访者："虽然你很有经验，但是我想你还是很难了解我的背景。我们相差这么多，你很难懂得的。"（其内心的想法是，你年纪轻，再怎么有经验，怎么能了解我的复杂经历呢？）

咨询师："你没有试过，怎么会知道呢？给我一个机会吧！我一定尽力帮助你！"（不要怀疑我，你不试试看，怎么知道我不行呢？）

谈话至此，咨询师与来访者已开始背道而驰了。在这里，咨询师所要注意的是，来访者在客观上没有任何"道理"来怀疑咨询师的能力，但就主观上而言，他可以表达他的不安。来到咨询室，来访者需要也有权利得到他认为有能力的人的帮助。看到一个年纪轻且不同性别的咨询师，他内心的担心与怀疑是可以理解的。所以此时，咨询师要觉察并调整自己的"觉得不被信任的心态"，放下说服来访者的想法，去与他"同频"，听到他内心的担心与焦虑。

正确的表述如下：

来访者："你们的年纪好像都很小哟！"

咨询师："看起来我们似乎都很年轻，但平均年龄有 40 多岁了呢！你好像对年龄有些想法？"

来访者："也没有啦！只是觉得我的年龄比较大，经验比较多，所经历的事情比较复杂，不知道你这么年轻，是否能懂我说的这些？"

咨询师："你看我年纪比你小很多，经验一定会少一些，好像有些担心我是不是能够了解你所说的东西，是吗？"

来访者："是的！不只是这样，你还是个女性，女性与男性很不同，思维方式不同，考虑不同等等，我觉得你很难明白一个男性的心理。"

咨询师："不仅是年龄，我还是个女的，与你的想法看法会有很多不同。你在想如果我不明白你所说的，怎么办？"

来访者："是的，你说得对，我就是有这些考虑。"（来访者觉得被听懂了，觉得被接纳。）

咨询师："本来我没有觉得我的年龄、性别有什么关系，因为我从事这个专业已经有五六年了，我也接待过很多年长及男性的来访者。但是听了你说的之后，我看到这是你的一个顾虑。你觉得怎么办好呢？"（咨询师用很真诚的态度，一方面说出了自己的经历——如此可以给来访者机会了解自己的能力所在，另一方面给来访者空间来作决定。）

来访者："既然这样，那么我们就先试一试看。"

当来访者觉得被听懂了，他的不安与担心就会减少很多，他对咨询师的信任就已开始建立。

（3）理性与感性分享同等重要

每个人都有理性的一面和感性的一面，有的人倾向用理性来思考，有的人则倾向用感受来表达，二者同等重要。有人以为同理心就是应该表示出更多的感受，而非其他，其实不然。虽然对感受的同理能够快速深入问题的核心，但并非表示只有经由感受才能了解问题。当然，在咨询过程的发展中，感受是极为重要的，但它需要时间的铺垫。在准备阶段，尤其要尊重来访者理性或感性的倾向。

来访者："我今天想来谈一谈父亲得癌症的事。"

咨询师："你父亲得了癌症，那你一定很难过。"

来访者："还好啦！只是我的母亲接受不了，我不知道该怎么办。"

咨询师："你担心的是你的母亲，我倒是关心你。你感觉如何？"

来访者："我没有什么特殊的感觉，只是想要找你谈一谈我母亲受不了，我该怎么办？"

咨询师："你必须先了解你面对父亲得癌症的感受，然后才能处理你母亲的情况。"

来访者："你怎么听不懂我说的呢？我只是想知道面对母亲我该怎么办！"

上述对话中，咨询师坚持认为来访者本人感受是最重要的，因此"强迫"来访者说出他的感受。没错，来访者的父亲得了癌症，他一定是很痛苦的。但他采用了理性的方式——想要解决他母亲痛苦的问题，从而转移了他的痛苦。在这个时候，咨询师一定要尊重来访者的当前需要，不要操之过急，否则会让来访者反感而拒绝谈下去。

正确的表述如下：

来访者："我今天想来谈一谈父亲得癌症的事。"

咨询师："你父亲得癌症，你想说一说这方面的事情。"

来访者："是的。我父亲最近得了癌症，我的母亲没有办法接受这件事。我不知道该怎么办。"

咨询师："你的母亲接受不了父亲得癌症的事，你不知道该如何处理。"

来访者："是的，我看到母亲天天哭泣，以泪洗面，我真的很希望她不要那么痛苦，因为她痛苦了，父亲就更难受，这样对父亲的身体会更不好。"

咨询师："母亲的无法接受，反而更造成了父亲的难过，这样你担心会对他的病情有影响。"

来访者："是的。我真的不知道如何才能帮助他们，使他们不要那么痛苦。"

在此对话中，咨询师接受了来访者的表述，不仅没有批评他只想要解决问题而忽略感受，反而循着他的思路，容许他自己说出了内在的不知所措，以及真正的问题与担心。

（4）咨询师对自身的体验与感受要有所觉察

所谓"工欲善其事，必先利其器"，咨询师显然就是这个"利器"，既然是个"利器"，首先就要将自己给调频好。前述的自我放空活动，是很好的调频方式，那是最初步的。在此，我们谈论的是咨询过程中的"自我调频"。"自我调频"的步骤非常重要，需要咨询师日常的生活修炼，它是自我觉察能力的累积。咨询师如果平日未能注意觉察力的培养，就会很容易为过往那些压抑或尚未完全处理的经验所刺激，从而无意识地在来访者身上投射自己的需求，忽略来访者的需要。这些投射的东西，就是所谓的"自我防卫"，或是

"用自己的心比他人的心"的表现（与上述的"以他人的心比他人的心"恰恰相反）。这会让来访者在咨询初期就产生对抗或依赖。如此，就无法建立起信任与良好的互动关系，未来的咨询就很难进行下去。

例如，一个头发很乱的人，进到咨询室就大声地说："我要找最好的咨询师。"在场的一位咨询师看到了，觉得这个人很自大，感觉很不舒服。他很不想与此人交谈，但又不能不接待他。此时，该咨询师就需要快速地自我调频，对当下的自己做出觉察反思："我现在觉得不舒服，为什么不舒服？是因为他要找最好的咨询师？还是他的外表令我不舒服？他的嗓门很大，我的感受如何？我的不舒服是讨厌，还是生气，还是……"自我调频就是将自己调到与来访者同一频道的意思，也就是罗杰斯说的"暂时放下自己，就好像进入他人的世界"。

自我调频是很不容易的，咨询师需要在非常短的时间里觉察到自己对这个来访者的种种反应，特别是感受，然后要"暂时放下"它，先"同理"对方，了解对方的来意，如此咨询关系才有可能开始，咨询过程也才有机会进行下去。所以，平时自我觉察的练习尤其重要。

觉察到当下的反应并且放下它，这在咨访关系中具有关键性的作用。但如何能做到这点？这是咨询师平日自我成长的工作。没有一个反应是纯粹来自别人的，它一定与自己过去的经验有关。只有花点时间来了解其根源并转化它们，咨询师的能力才会提升。这也是为什么个案研讨以及督导是如此重要。

总之，要让咨询过程发挥效用，同理心的运用非常关键。咨询能否有效地进行下去，同理心的准备阶段是至关重要的。

2. 初阶段（层次）同理心

初层次的同理心，主要体现在用心地"听到"来访者所表达的想法、经验、感受及行为，不仅要将自己所听到及了解到的反映给来访者，同时还要听到来访者的回应并及时调整自己的认知，以确定自己的理解是否正确。此时，咨询师不需要去深入地挖掘及反映来访者不太清楚的信息及深层的意思或感受，因为这是属于高层次的同理心，而高层次同理心可能具有潜在的压力与威胁感，时间未到不宜太快进入。

下面举两个例子：

来访者："我昨天去市场，看到有个父亲在买菜，手上还拉着一个小孩。我有些凄凉的感觉，他的妻子到哪里去了？那个孩子这么小，穿得很破旧。"

咨询师："当你看到父亲带着穿着破旧的孩子买菜，而没有看到母亲，你似乎很难过！"

来访者："是的，我很难过，因为当我看到一个小孩子身上穿得这么破旧，又只有父亲一个人，我就想怎么会这样呢？难道没有妈妈吗？没有母亲的孩子是最可怜的。"

咨询师："你觉得有母亲的孩子就不会这么可怜了，你很想知道他的妈妈在哪儿，是吗？"

来访者："我的老公常常加班，很少在家吃晚饭，也很少陪孩子。现在，我们都觉得他可有可无。那天，他回来吃晚饭，我们都觉得不可思议。但是，由于我们习惯没有他了，所以他回来吃饭，就觉得很别扭。"

咨询师："平常老公不在家吃饭，那天突然回家吃晚饭，你和孩子都觉得不自在，是吗？"

来访者："不是觉得不自在，而是觉得很奇怪。我们都不习惯了。不知道说什么好。不说也不好，但是却没有话说。"

咨询师："这种不说也不好，要说又没话的情形，是什么样的感受？"（立刻修正自己不正确的感受反映，并且进一步去了解来访者的真正感受。）

来访者："我也不知道，我只是觉得如果他不在家吃饭就好了，这样，我们可以随便交流，不用顾忌他会不会骂我们。对了，是一种担心，担心他会骂我们。他常常骂我们，说我们没有水准。"

咨询师："你其实是担心的，担心他骂你们。因为他在，他就会骂你们。"

来访者："是的，我们是很担心。"

上述两个例子是很标准的初层次同理心的表达，咨询师及时反馈来访者谈话中的重点，如果来访者听到反馈后表示不正确，咨询师应该及时修正，以求精准把握来访者所说的内容。要让来访者觉得咨询师"一直陪伴在身边"。

人与人沟通时，所传递的主要信息中包括了经验、行为、思想与感受等，且它们都是环环相扣、互为因果的。当问题发生时，如果没有良好的支持与陪伴，它们就会纠缠起来，理不清楚。混乱，其实就是压力、猜忌、妄想与痛苦的根本原因。如果身处温暖、充满支持的环境中，这些原本纠结的东西，就会自动地放松、解开，并产生清晰的思想脉络，发生洞见，此时人们就能自行找出解决问题的方法。

每一个经验中，必定含有行为、想法与感受，每一个想法必定也有经验与行为基础，且有感受产生。而每一种感受的存在，也必定是因为经验、想法或行为。当然，行为的发生也与想法、经验与感受有依存关系。

在这些内容中，经验、想法与行为是外显的，而感受对某些人而言，却不一定能被觉察出来，因为感受是可以压抑下来不去面对的。面对感受实在是太痛苦了，而用"合理化"的办法就可以避免去触碰它，似乎走了捷径。但感受并没有因此消失，它只是沉在内心的最底层而已。

同理一个人的经验、行为与想法，是为了要了解其所隐藏的感受。触碰感受，为的是要了解它产生的根源，如此才能有效地真正解决问题。

以下是经验、行为、想法、感受的不同表达：

表述一：有一次，我去了那家餐厅吃饭，真的很难吃，所以，我以后再也不会去了。（经验：那家餐厅的饭不好吃。行为：去餐厅吃饭。想法：以后我再也不要去那家餐厅。感受：那么难吃的饭，让我觉得很不舒服。）

表述二：你辞去了工作去帮助那些受灾的人，无偿地为他们服务，真的很伟大。很少人能够像你这样。（经验：这句话没有直接表述说话者当下的经验，但可以了解说话者过去生活中一定有对他人无偿服务很佩服而且认为是很伟大的经验。行为：对辞去工作，无偿为他人服务的"你"表达钦佩的肯定。想法：你的辞去工作、无偿服务，真的很了不起。感受：我很佩服你，欣赏你。与你在一起，我觉得很安全。）

初层次同理心是建立咨询关系的重中之重，学习并运用它，能大大提高咨询的有效性。但当咨询越来越深入时，只运用初层次同理心不仅不能帮助来访者"领悟"，反而会有因"纵容"而使其陷于自我中心的可能，咨询师一定要谨慎。

3. 高阶段（层次）同理心

与人交往，必定有深浅之分。同理心既然是一个助人的方法及过程，也一定是从浅处进入深处。罗杰斯在他后期对同理心有这样的解释："去意识他所没有觉察到的内在感受意义（felt meaning），而不立刻去挑破它，因为这会让他觉得有压力；它包括如何用温和而不强迫的方式，告诉他你从客观清晰的视野中所观察到的他的世界，以免引起他的害怕。"（Rogers，1980：143）高层次同理心，就是让来访者在咨询师的有效陪伴与及时的、没有压力的精确回应下，发展出新的视野与角度，看到以往不清楚的、困惑的部分，以帮助他进入问题的更深层次。

能运用高层次同理心的咨询师，一般而言是比较成熟的、有经验的与自信的，他们一方面能从来访者的观点与眼光来看、来体验、来反映来访者所说的、所感受的，另一方面却保持客观而冷静的态度，来观察、觉察与洞察来访者所没有看到与体验的事物。在适当的时机，咨询师将自己所看到的而来访者却没有意识到的事物分享给来访者，以促动来访者的意识觉知，并进一步了解问题的真相。

下面举个例子：

来访者："我不知道为什么我的主管就是不欣赏我，我工作如此卖力，但是他还是不知道我的实力。看我那些同事们，工作没有我做得好，但常常去跟他话家常，这样，领导就知道他们做了什么，因此，他们常常就能得到领导的肯定。我觉得那是拍马屁，我是不愿意去做的。但是，不去与他沟通，他就不知道我做得怎样。"

咨询师甲："那些常去找主管聊天的同事，都能得到肯定，而你却不愿意去，因为你认为那是拍马屁。但是你同时很困惑，因为如果不这样做的话，主管就不知道你做得怎么样。你好像觉得挺矛盾的，不知道该怎么办。"

来访者："是的，我是觉得很矛盾，我真的很想让他知道我做的情况，这样他就能了解我是有能力的，但是我又不想去找他谈话，这样好像是巴结他一样。"

咨询师乙："你似乎很希望你的主管能够看到你工作很努力，能够肯定你，就像肯定你那些'拍马屁'的同事。是吗？我看到的是，像你这样的个性，不愿意去主动交流，认为去交流就是拍马屁。你要等到主管主动来注意你，来肯定你。如果是那样的话，我看是比较困难的。你觉得呢？"

来访者："你说得是，我这样不与主管主动交流，他就没有办法了解我的工作状况，当然就没有办法肯定我了。嗯！我觉得是的，不仅是与主管，只要对有地位的人，或是有点权力的人，我都不会去和他们交流，因为我不想让别人觉得我巴结他们。"

咨询师甲的回应只是初层次的同理心，所以，来访者仍然停留在表层的现象，而觉得不知所措。咨询师乙的回应，就进入来访者模糊不清楚的意识内，帮助来访者进入深层去看到自己对权威的、有地位的人的抗拒，如此就能很快地了解到他的问题核心。

从这个例子可以看出，咨询师乙有比较强的观察力与自信心，他没有犹豫，将自己的看法提供给来访者，这样，一方面将来访者的盲点给指出来，另一方面在无形中也建立起来访者的信心与安全感。

再举一列：

来访者："我真的很爱我的女朋友，她真的是个好人，对我很好。我想我应该跟她结婚。"

咨询师甲："你的女朋友很好，你想你应该跟她结婚。"

来访者："是的，我想我是应该跟她结婚的。"

咨询师乙："我听到你说的是，你的女朋友很好，你想你'应该'跟她结婚，而不是'想要'跟她结婚，我听不到你想要结婚的喜悦。"

来访者："不是的，我是想跟她结婚的。可是，又有些犹豫，因为她有些强势。"

咨询师甲停留在表面，没有注意到来访者勉强的态度。咨询师乙很清楚地听到了来访者所表达的深层意思，那就是，来访者对于要与女友结婚感到有些勉强。咨询师乙将这种勉强点明，反映给了来访者，这样就帮助来访者理清了内在混乱的、不明确的体验，也就是说帮助来访者深入明晰了自己的问题。

高层次同理心的运用，需要咨询师的关怀与坚定的态度，它帮助来访者从浅到深，从粗到细，从混乱、模糊到清晰，从挣扎到放松。在过程中，很多时候来访者或许不想面对问题，也可能不想承担责任，所以会逃避与闪躲，也有可能用生气的情绪来反抗。咨询师必须能够懂得尊重来访者心理状态的发展过程以及他的承受能力。咨询师丰富的人生经验是非常重要的。

对同理心的误解

在上课或参加会议时，常听到很多人用"同感"或"共情"来指称同理心。其实这很容易形成误导。

我在督导实习咨询师及新咨询师时，注意到几个现象：第一，他们很紧张，很焦虑，他们表示，如果无法感受到来访者的感受，就是失败的，因为要"同感"；第二，他们认为若不能正确地反映来访者的感受，也是失败的；第三，他们很强调反映来访者的感受，因为要"共情"。但是他们却忽略了对来访者行为、经验、想法的更多关心。另外，还有一个误区，那就是认为一定要谈到感受才是真正在运用同理心。这些，都是对同理心的理解不甚清楚导致的。

以下，将这几个混淆之处一一厘清，希望帮助大家更准确地了解同理心的意义，而后能有效地与来访者交流互动。

同感

"同感"与"同理心"皆是"empathy"的中文翻译，但"同感"会被误认为与来访者有同样的感受。事实上有很多的咨询师的确是这样理解。这与前文所说的"感受"一样，是翻译的问题。

前面介绍同理心的定义时已指出，"同理心"用于心理咨询与治疗是罗杰斯的首创。虽然罗杰斯在前期与后期对同理心的阐释有很多的变化，但其中一个最重要的元素，即"与对方在一起"（to be with）却是他一贯的坚持，没有改变。

"与对方在一起"指的是"去体察到他人的快乐或受伤的感受……但同时要能意识到这只是'好像'发生在我身上，但并非真正是我的经验"。也就是说，"同理心"真正的意思是要咨询师能体验、观察、觉察到对方的感受并陪伴他的感受，而不是咨询师可以感受到来访者的感受。很多咨询师很努力地去感受来访者的感受，感受不到的时候就会产生挫败感，这就是受到了"同感"一词的误导。若咨询师果真能感受来访者的感受，也有可能发生两种情况：一种是咨询师主观的感受被诱发，但是自己没有意识到，还以为是来访者的，如此，"同情"（sympathy）就会发生；另一种则是客观的"to be with"，指的就是"共情"，但这需要咨询师具有很强的"清明"意识，能够分清楚这感受是自己的还是来访者的，如此，才能真正对来访者发挥"同理心"。

换言之，同感很多时候会出现在咨询师自己的类似经验被刺激而产生了共鸣时，也就是"感受到对方的感受"，所以含有自我的成分。这时如果没有自我的觉察，未将自己与来访者分离开来，纠缠就会发生。如此，就很容易陷在彼此的感受中而进入混乱的局面。也就是说，"同感"是可以的，因为我们都有过类似的痛苦经验，所以引起了共鸣，但要能及时抽离，这样才能实现客观的"共情"。只要能意识到并做到这一点，那么，同感就比没有感受而纯粹地反映感受强多了。但无法感受到对方的感受，仍然可以"共情"。人类有很多的经验是相似的，但在相似中也有许多独特性，这源于年龄、性格、性别、家庭环境、文化等方面的差异，所以不可能人人都可以感受到对方的感受。如果不能"同感"怎么办？是否就不能发挥同理心？当然不是。同感，只是一种"与对方在一起"的表现之一，没有同样的感受，我们仍然可以表达出"与对方在一起"的关爱态度。咨询师用心地听，真诚地反映对方所表述的，且在不断地求证与了解来访者所说的，并修正自己的反映内容，都是"与对方在一起"的有效陪伴。所以，同理心不是一定要与对方同感，而是要让来访者感觉到真正的关心与了解。咨询师在感受不到对方的感受时假装感受到了，在不理解对方时自以为理解了，这种虚伪而自大的态度，是最忌讳的。

共情

共情指的是"共有这个感受或情绪"。这个"共有"合乎"to be

with"的意思，但前文论及"empathy"的定义时，已提及它不仅仅是对情绪的反映，还要对经验、行为、想法进行反映，所以只共有感受是不够的，它太局限。所有的感受都与一个人的经验、想法、行为有关，只有全面地将你所听到的、所理解到的内容反映给来访者，咨询才会更有效。相对而言，将"empathy"翻译为"同理心"，就更为恰当。

"不正确"的反映

一些咨询师认为，如果没有正确反映来访者的感受，就是失败的。其实，"不正确"往往是相对的，在这一刻看起来是不正确的，但是下一刻或许有很大的转机呢！

没有一个人能够定时、定点地真正钻进对方的心里、脑中，来全然地看到、感受到和听到对方，即便能够，难道对方就不变化了吗？所以罗杰斯认为，同理心是一个过程，而非一个固定的状态。咨询师要不断地将所听到、感受到和观察到的反映给来访者，且在聆听他的回应后再修正，修正后再回应。所以初层次同理心就是个不断调整的过程。

当进入高层次的时候，则不仅要"反映"，而且还要"反应"。当咨询师真实地表达他所看到的或体验到的事实时，来访者不见得看得到和体验得到，所以有可能不接受。这时，从表面上看，咨询师的反映是错误的，但当咨询继续发展下去，来访者会明白咨询师是对的。所以，很多专家评论说，咨询师要坚定、自信，有时还要有些勇气呢！真正的失败在于咨询师停止继续聆听与修正，而被失败感击倒，陷在里面而出不来。

触碰感受

一些咨询师认为，在咨询中一定要触碰来访者的感受，才能叫作同理心的运用。其实这也是对同理心含义的曲解。每一个人都有感受，这是人的常态，但对于一些偏理性的，或是对谈感受很敏感的人，就不一定要去触碰感受。只要能让来访者觉得咨询师了解他，能够深入问题，这就是同理心的一种表达了。咨询师不要固执地认为一定要去主动触碰感受，事实上，过快地触碰感受是很具有威胁性的，等到时机成熟，有效陪伴到了一定程度，来访者自然会触碰自己的感受。另外，对来访者而言，感受是内心的情感，一般不轻易与他人分享，特别是对陌生的咨询师，它也代表着彼此的亲近程度，所以不要急于触碰感受，尤其是在准备期，咨询师与来访者的信任与安全的关系尚未建立的时候，不宜贸然触碰感受。对"与对方在一起"的时间点的把握，是很关键的。

小　结

同理心，是咨询师面对来访者全人存在价值的体现。要能够有效地同理来访者的经验、行为、感受与想法，就必须先要能经常地觉察自己，自我认识与了解，更重要的是要能够同理自己。一个不懂得同理自己的人，又如何能同理他人呢？

练　习

1. 准备阶段的自我觉察

我喜欢哪一类的人？

我讨厌哪一类的人？

看到什么东西我会有感受？是什么想法？发生了什么？

我与父母的关系如何？为什么会如此？

我想要什么？我需要什么？这两者有区别吗？

2. 初层次同理心简易公式

伊根（Egan，1986）在他的《助人技术》（第三版）一书中提出运用初层次同理心的简易公式，初学者可用来做练习的参考。

公式一：觉得……因为……

例 1：你觉得难过（感受），因为你很希望别人不要老是将你与他人比较，而没有看到真正的你（想法）。

例 2：你觉得很高兴（感受），因为你考上了大学（行为）。

公式二：因为……觉得……

例 3：因为你以前受过失败的打击（经验），所以你很害怕（感受）再去与别人一起比赛。

例 4：因为你很喜欢花，所以当你一看到花的时候（行为），你就开心（感受）。

请在下面的表述中，将经验、思想、行为、感受标注出来：

早上起来，头很晕，想要再回去睡觉，但是想到要去工作，心里觉得很烦。

隔壁的人总是吵架，我真的很害怕，不知道该怎么办。

马上要考试了，我还没有准备好。我真的很想从这个世界上消失。

讨厌死了，为什么人总是要活得这么累。我真的觉得很辛苦、很辛苦。

真开心，今天是爸爸妈妈结婚 50 周年纪念日，我要好好为他们庆祝庆祝。

老板总是说我不够努力，不够认真。其实是他没有看到我的投入。我对他很不满，真的想要辞职。

今天去看多年不见的朋友，没有想到她竟然如此成功，我真的觉得很丢脸。

雨下得这么大，路上很堵。我真的觉得很无奈，因为还得去上学。

这个东西好好吃呀！我真开心。真希望天天都能吃到。

我考上高中了，真的很不容易。我觉得很开心，想要跟好朋友分享。

3. 请用初层次同理心来回应下列表述

我真的不想参加高考，真的很累。高考对人生有什么意义？但是不考，又不知道未来会怎么样。

_____

我真的希望我父母过得好一点，但是他们总是吃得这么简单，我真的好生气。我赚这些钱又有什么意思！

_____

我的男朋友对我很好，他向我求婚了很多次，我觉得应该嫁给他，可是又有些犹豫。

_____

我不能离开家，因为我觉得大家都没有能力照顾自己。但是我对他们好生气呀！

_____

我真的活不下去了，没有人喜欢我。我实在不是个好人。

_____

为什么没有人理解我？我已经如此努力，可是仍然无法被老师肯定。真的不想活了。

爸爸非常的辛苦，总是在外面出差。我希望快点长大，就可以帮助他分担一点家庭责任了。

考上研究所是一件让我开心的事，但是不知道为什么我却开心不起来。不知道别人是不是也跟我一样。

人生苦短，本来应该努力奋斗，但我却是个老子思想的追随者。何必如此执着？当我们得到了全世界，却不开心，又如何呢？

我总是用"加油"二字来鼓励自己，因为老师总是用"加油"来鼓励我们，但是没过多久，我就觉得很泄气。

笔者注：本书是为新晋咨询师及相关爱好者提供参考，侧重于基础，故没有高层次同理心的练习题。请读者好好掌握初层次同理心的概念，认真做练习，练好基本功。随着职业生涯的不断发展，咨询师自然会较容易地掌握高层次同理心。如果想要防止过度使用初层次同理心而造成来访者的自我中心，那么在这个阶段可以多用"挑战"及"真实表达"等方法，同样能够帮助来访者解决问题及成长。

第十二章　具体、探索与澄清

痛苦！你正经验着，一脸茫然，不知所措。深陷其中，何处是尽头？具体，深入，你终于知道了原因。云开了，雾也散了……

很多咨询师在咨询的过程中有被"卡住"的经验，因为他们会将来访者所描述的问题当成真正的问题来处理，但实际上这是表面现象，往往不是主要问题。主要问题都要经过具体化、探索与澄清，然后才能真正得到解决。

被"卡住"的咨询

来访者鸟太来到咨询室，自述这几年都在学心理学。困扰他的问题是与岳母的关系不好。他曾经告诉妻子，希望她能转告岳母，让她改一改。但妻子的回应是："你既然学了心理学，那么就要多担待一点。我妈人老了，就是这样，又没有学心理学。"鸟太一方面觉得为什么学了心理学就应该承担改变的责任？另一方面，他也觉得很自责，因为他的确学了心理学，当然应该承担多一点责任，来改善与岳母的关系。但他却改变不了自己，因为他觉得问题不在自己，因此非常纠结与矛盾。同时还对妻子生气，为什么她不去协调这个关系？鸟太需要得到妻子的支援。

鸟太："为什么妻子不支持我？我学了心理学之后，为什么还是不能改善生活中与他人的关系？我对自己很生气，也很怀疑——学心理学真的有用吗？"

咨询师："嗯！你一方面觉得明明是岳母的错，但因为你学了心理学，妻子就要你担待她；另一方面你又感到自责，因为你学了心理学就应该承担改善关系的责任，但是你又做不到。"

鸟太："是的，就是这个。我岳母真的很不容易相处，人很自私，尤其是住在农村，很多习惯真的很糟糕。我本以为学了心理学就会有能力改善关系，心理学的作用不就是这个吗？但是仍然没有办法。"

咨询师："你觉得岳母自私难相处，而且来自农村，有些习惯很不好，让你很不舒服。你想改善跟她的关系，但是做不到，很懊恼。"

鸟太："是的。我真的很讨厌她。希望她不要来我们家。但是她又经常来我们家。我告诉自己要忍耐，但是忍不住。我真的烦死了，快要发疯了。"

咨询师："你很讨厌她，不希望她来你们家，但是又避免不了。要改善关系又做不到，你很烦。要疯了。"

鸟太："是的，你说该怎么办？"

咨询师："你希望我告诉你如何避免她到你们家，同时想知道你如何调整跟她的关系。"

鸟太："快告诉我呀！怎么做才能有效？"

咨询师："我觉得你跟她谈谈吧！直接交谈，了解问题所在，这样是最好的办法。否则躲得了初一，躲不过十五。而且，心理学就是讲究要沟通的呀！"

鸟太："不行的，学了心理学的人可以直接谈，但是她却没有学，是无法沟通的。"

咨询师的专注与聆听做得还不错，也能够运用初层次的同理心。但在给了建议之后，来访者竟然拒绝了。难道来访者的目的不是要得到咨询师所提出的建议吗？既然给了来访者解决问题的建议，为什么来访者又一口回绝呢？很多咨询师都有这个困扰。

心理咨询是帮助来访者自己找到答案，而不是告诉他答案。每个人都有解决问题的能力，只是当他陷在情绪里，或是在混乱的时候，能力暂时无法发挥。情绪的好坏会影响一个人看待事情的态度，以及了解事情真相的能力。每个人的内心其实都是有答案的，只是在意识层次上并没有那么清楚，当问题被清晰地认识到、了解到时，答案自然就会出现。否则，做许多咨询，尝试各种方法，都只能暂时解决浅层次问题，但没有办法"治本"。

鸟太与岳母到底发生了什么？他如何运用所学的心理学知识来解决他的问题？来访者并没有说清楚，咨询师也没有问，以至于形成无边无际的漫谈，毫无重点。在情况尚不明朗之时，咨询师建议鸟太与岳母沟通，鸟太虽然着急，但是内心明白这种沟通是行不通的，所以拒绝了。此时，他仍然不知道该怎么做。

具体化

咨询师要做的事，就是"具体化"。只有具体化才能将问题"定"住，让谈话摆脱浑浑噩噩、不知所云的状态。什么是具体化？我们可以从What、Where、Why、When、Who、How这6个方面来阐述。仍然以上述咨询个案为例：

What：岳母的自私行为有哪些？从农村带来的不良习惯有哪些？为什么鸟太认为岳母的行为是她的错，而鸟太自己没有责任？他用过哪些方式与岳母沟通但没有效？

Where：事情是在哪里发生的？

Why：事情为什么会发生？

When：岳母的自私行为是在什么时候发生的？不良习惯是什么时候发生的？

Who：在事情发生的时候，有谁在场？这个事情发生的前后，有谁在场？他们说了什么？

How：事情是如何发生的？怎么发生的？

我喜欢用一个比喻来形容具体化，就像是要研究一个人的体格如何成长与萎缩，就必须要搭好一个人的骨架，只有弄清楚了骨骼的形状、骨质、尺寸、重量、数量等，才有可能进一步探索这个人的肌肉、脂肪等，才能勾勒出一个人的全貌，进而深入探索体格成长及萎缩的机理。上述个案中，有几个问题要厘清：一是岳母的自私行为有哪些；二是岳母的不良习惯有哪些；三是来访者用了心理学中的哪些方法改善与岳母的关系却行不通。这三个方面的内容都需要具体化，但信息量太大，无法一次就弄清楚，所以可分成几个部分。

第一部分，岳母的自私行为。

咨询师："请你告诉我，你的岳母有哪些自私行为，让你这么不舒服？"

鸟太："她到我们家从来不帮忙做家务，总是要我妈妈来做。我觉得她很自私。我妈妈比她年纪大，她来本来就是要协助照顾我们的双胞胎孩子，她是外婆，应该分担工作，但都是我妈在做。我真的很不舒服，但是我妈自己也不说什么，因为她觉得自己多做点没有关系。我就看不惯。"

这样就能清楚地知道，鸟太所说的自私行为具体指的是岳母与妈妈都来照顾自己的孩子，但是妈妈年纪大却做得比较多，所以他觉得很不舒服。

第二部分，岳母的不良习惯。

咨询师："好的，那么谈谈她的不良习惯，怎么又让你看不顺眼呢？"

鸟太："她吃饭前不洗手，用很脏的手摸孩子的脸，我觉得她怎么这样呢！农村来的人，就是这样的不注重卫生。让我讨厌。让我瞧不起。"

这就具体化了，鸟太所谓的不良习惯是指岳母不洗手就吃饭，而且用很脏的手摸孩子的脸，让鸟太觉得不卫生，进而迁怒于农村人的习惯。他其实是很瞧不起农村人的。他将岳母是农村人与她习惯不好挂钩。

第三部分：心理学的运用。

咨询师："你用了心理学中的哪些方法与她相处，却行不通呢？"

鸟太："我学过肌肉放松法，每次我对她生气的时候，我就深呼吸放松肌肉，这样就不会太难受，可以增加内心的容受力，同时告诉自己，忍一忍海阔天空，何必与她一般见识，但是没有效。"

他在有情绪的时候，一直告诉自己要沉住气等，此时就可以清楚地知道鸟太用了肌肉放松法及自我提醒来压抑内心的不满，他期待这样做能有效，但事实令他大失所望。

探索与澄清

具体化能够帮助我们了解来访者问题的"骨架"，之后，谈话就可以深入问题的核心，更全面地了解问题，这就是探索。探索，主要针对来访者的感受、经验、思想、行为等方面来进行。这个步骤非常重要，在探索的过程中，问题会逐渐细致化、明确化。但仍有某些地方是模糊不清的，或是混乱的，此时就需要去弄明白，这就叫澄清。探索往往与澄清并用，当然，澄清也可以独立使用。仍然以上述个案为例：

第一部分，岳母与母亲的关系。

咨询师："你认为妈妈和岳母都是来帮忙照顾双胞胎孩子的，但是妈妈年纪大点，岳母应该多做点。然而岳母非但没多做，反而比妈妈做得少。所以你很生气。"

鸟太："是的，都是要来照顾我们的孩子，也是她的外孙呀，凭什么我妈就要多做点？更何况我妈年纪还大一些。"

咨询师："请你讲得更清楚些，她是怎么样比你妈妈做少了？"

鸟太："那天，我回到家，就只看到我妈一个人忙着做饭，忙着准备餐桌，很辛苦。但是她却在那儿睡觉。想到这里我就生气。看我妈是老实人就欺负她。"

咨询师："你到家时，看到妈妈又做饭又准备餐桌，却看到岳母在睡觉，所以很生气。"

鸟太："是的。她就是欺负人。"（他的眼泪流了下来。）

咨询师："你觉得岳母欺负你妈妈。看到你流泪了，是不是很心疼妈妈？"

鸟太："就是。看我妈没有丈夫就这样欺负人，太没有道理了。"

咨询师："你没有爸爸！妈妈什么时候守寡的？"（这里先探索鸟太对妈妈守寡及自己没有爸爸的经验及感受。）

鸟太："我5岁时就没有爸爸，妈妈这么辛苦地将我养大，我觉得愧对她。现在还让她来带孩子，不能享清福，我真的觉得很对不起她。"（他开始号啕大哭。）

此时，情况更加明晰，鸟太之所以会认为岳母很自私，其实是与他对母亲的愧疚有关。主观的感受及过往的经验，往往会影响一个人对现实的判断。

鸟太哭泣了很长一段时间，咨询师很关心地陪伴在侧。等他停止了哭泣后，他们开始继续探索：

咨询师："可以看出你对母亲的关爱与自责。"

鸟太："是的。"（此时，他平静了许多，生气的感受减少了。咨询师继续探讨岳母的问题。）

咨询师："现在我想要了解一下，你是否知道岳母那天为何在母亲这么忙的时候却不闻不问地睡觉呢？"

鸟太："我其实不知道。"他犹豫了一下，继续说："她就是自私。农村来的人，就是又脏又懒。"（从这里可以看出鸟太的偏见，对农村人的瞧不起。）

咨询师："你不知道岳母为何在这时睡觉，但是因为她是农村人，你就做了这个判断。似乎你认为农村人就是脏、懒，而这个判断也影响了你对岳母的看法。是这样吗？"

鸟太停顿下来，想了好一会儿："是的，我这是猜测，现在想想是很不合理的。我的确没有了解岳母为何睡觉，平常她还是很勤快的。她和我妈妈相处还是可以的。"

情况急转，他意识到了自己的不合理想法，开始想到了平常母亲和岳母的互动。

咨询师："那么你现在觉得对岳母的睡觉问题是不是要去澄清一下？"（提示鸟太去澄清岳母睡觉的真相。一个人在此时睡觉有很多因素，往往不是我们表面看到的那样。）

鸟太："是的，我的确要去弄清楚，为什么岳母在这个情况下会睡觉。"（他长舒了一口气。）

只要第一部分的问题厘清了，后面的一些问题就很容易厘清并解决。

第二部分，岳母的不良习惯。

从上面的对话中，我们可以了解到鸟太对农村人是有偏见的，他认为农村人就是又脏又懒。所以，可从此偏见出发来进一步探索。

咨询师："前面你提到岳母是从农村来的，你认定了农村人就是又脏又懒，所以你觉得岳母睡觉就是自私的行为。后来我们澄清了，你对岳母的睡觉，其实是不清楚原因的。这点你同意吧？"

鸟太："是的。现在我想想也不是所有农村人都是这样的，我之所以对农村人有这个看法，是因为我自己是从农村来的，我觉得农村有部分人是比较脏，但是不见得懒。"

咨询师："你觉得农村人脏的表现有哪些?"

鸟太："吃饭不洗手就是脏的表现。虽然我小时候也是这样,没有洗手就吃饭。可是后来,我到城里读书,住在亲戚家,他们都会说我'你不要把农村的脏习惯带到城里来'。其实我很生气,但是我不敢表示,只好压了下来。后来,我也养成了洗手的习惯,也慢慢觉得不洗手就吃饭是脏的表现。"

咨询师："哦!原来如此。那么你在农村的时候不洗手就吃饭,是不是真的很脏呢?有没有不卫生或生病?"

鸟太："其实……没有呀!的确是的。其实,有很多的人常常洗手,也没有更健康!哎!我对岳母的这种厌烦,其实是因为前面妈妈做家务的这个事情,让我生气,又没有弄清楚事实是什么,所以……"

他有些不好意思。鸟太自己反省到他是迁怒于岳母了,所以,也感觉到不好意思。这就是探索的好处,能够让来访者自己了解到什么是真正的问题。

第三部分,处理人际关系的心理学。

咨询师："看起来你是用肌肉放松法及自我提醒的方式来压抑自己的情绪,其实你并没有真正地去了解你为什么如此生气呀!"

鸟太："我这不是压抑呀!我是增加内在的容受力,如此我就不会对岳母生气了,也许就可以接纳她的行为了。"

咨询师："哦!你希望透过肌肉放松及自我提醒的方式,让自己的容受能力增加,这样就不会生岳母的气了。所以你认为不是压抑。"

鸟太："是呀!压抑就是没有容受力而活生生地将生气压下来,对彼此只有伤害。所以,我想肌肉放松法及自我提醒可以帮助我接受气愤的情绪,没想到却变成了压抑的另一种方式。"(有意思的是,他自己承认了是压抑。)

最初,鸟太问咨询师该怎么办的时候,咨询师顺着他的意愿给了建议,结果竟然被鸟太拒绝了。这是因为他虽然表面上是想要"解决"这个问题，但是他其实知道表面要解决的问题不是真正的问题，他真正要面对的是潜藏在内心深处的痛苦。当与此痛苦感受连接的事件、经验被了解之后，内心才能够有更大的空间，解决问题的能力才得以发挥。这就是体悟，也是所有咨询过程要达到的结果。从鸟太的案例中，我们可以很清楚地了解到，只有将来访者带来的问题具体化，才可以顺藤摸瓜，对感受、经验、想法与行为做深入的探索与澄清，来访者的真正问题才会浮出水面，进而来访者才能找到其核心所在。所以说，具体化、探索及澄清在咨询中有着画龙点睛的作用。

探索与澄清往往连用，但有些情况下可以单独使用澄清，以更有效、更快速地帮助来访者将不清楚的弄清楚，将不明确的弄明确，这对了解问题非常有帮助。下举两例：

例1：小王在10分钟前告诉咨询师说愿意跟女朋友结婚，但在10分钟之后又表达跟女朋友结婚的意愿不是很强。对于这种前后不一的表述，可以使用澄清的技术。

咨询师："小王，刚才你说想跟女朋友结婚，现在你又表示不太愿意跟女朋友结婚，我觉得很困惑。你到底想不想与她结婚呢？"

小王："我其实也很犹豫，刚才讲的时候，想到她对我的好，我就想跟她结婚。但是现在又谈到她对我的控制，我又不想结婚了。的确，我是很摇摆不定的。"

在这里，使用澄清的技术就能帮助来访者弄清楚为何在与女朋友结婚一事上表现出犹豫，继而可以进一步探索他对婚姻的看法等深层的问题。

例2：苗苗在咨询师面前说自己很喜欢咨询师的风格，觉得咨询很有帮助，但后来咨询师听到苗苗的朋友青青传递了很不一样的信息，咨询师不知道哪个才是真相，因此向苗苗求证与澄清。

咨询师："苗苗，上次你亲口告诉我，认为跟我做咨询很有效。后来我又从你的朋友青青那里听到，其实你觉得我们的咨询没有太大的帮助。

117

我不太明白这是怎么回事。"

苗苗："我其实对你不好意思说真话，忍不住在青青那里抱怨了几句，希望你不要介意。"

这里也用到了澄清的技术，可以帮助来访者对不满意咨询效果但又讨好咨询师的这个问题展开思考。而"假"也是来访者在生活中的常态问题。

小　结

在心理咨询的谈话过程中，如果没有具体化、探索与澄清，谈话基本上是很难有突破的，遑论对来访者起到真正的帮助作用。具体化、探索与澄清考验的是咨询师主动思考的能力，没有主动思考，咨询师也就没有了能动性，处在很被动的局面，当然咨询就不会有什么实际效果了。对于具体化、探索与澄清的技术，我们要在生活中不断地练习，持续地反思与改进，才能够熟能生巧，运用自如。

练　习

来访者莹子告诉咨询师，只要有重要的人拒绝她的要求，她就会觉得天崩地裂，她所存在的世界就会一块一块地坍塌。这种感受持续了很多年，多年前她和前夫也是因此而离婚。她不明白发生了什么，但是离婚的事件却持续影响着莹子的人际关系。她的表象问题是："这么多年了我仍然想不通，明明是前夫的错，为什么他会与我离婚？"

具体化：

What：_____

Where：_____

Why：_____

When：_____

Who：_____

How：_____

探索与澄清：

_____

_____

_____

_____

来访者安安，一个头发被拔了一片，身上被掐了很多小伤口的花季少年。他总是幻想着去烧别人的车。他拒绝上学，也不想做别的事，就只想在家里打游戏，但是又觉得无聊。他开始拔头发，掐自己，甚至用小刀在手臂上刻字，因为他活得很麻木，只有通过这些"自残"的行为，才可以感觉到自己还活着。他的表象问题是："我真的不想活了。活着有何意义?"

具体化：

What：＿＿＿＿＿＿＿＿＿＿＿＿＿＿＿＿＿＿＿＿＿＿＿＿

Where：＿＿＿＿＿＿＿＿＿＿＿＿＿＿＿＿＿＿＿＿＿＿＿

Why：＿＿＿＿＿＿＿＿＿＿＿＿＿＿＿＿＿＿＿＿＿＿＿＿＿

When：＿＿＿＿＿＿＿＿＿＿＿＿＿＿＿＿＿＿＿＿＿＿＿＿

Who：＿＿＿＿＿＿＿＿＿＿＿＿＿＿＿＿＿＿＿＿＿＿＿＿＿

How：＿＿＿＿＿＿＿＿＿＿＿＿＿＿＿＿＿＿＿＿＿＿＿＿＿

探索与澄清：

＿＿＿＿＿＿＿＿＿＿＿＿＿＿＿＿＿＿＿＿＿＿＿＿＿＿＿＿

＿＿＿＿＿＿＿＿＿＿＿＿＿＿＿＿＿＿＿＿＿＿＿＿＿＿＿＿

＿＿＿＿＿＿＿＿＿＿＿＿＿＿＿＿＿＿＿＿＿＿＿＿＿＿＿＿

＿＿＿＿＿＿＿＿＿＿＿＿＿＿＿＿＿＿＿＿＿＿＿＿＿＿＿＿

第十三章　挑　战

不平衡，不一致，内心混沌不清。你搅动这一池黑水，逐渐地，它静了下来，静了下来。

我在前面讲了很多有关同理心的内容，例如，专注是建立同理心的一种重要态度，聆听更是一种让来访者觉得咨询师真的愿意了解他，并进入他的世界的一种表现。当咨询师用同理心将想法、感受、经验及行为反映给来访者时，来访者会很信任咨询师，从而将内在的一切都倾诉出来。在咨询的情境里，这仅仅是咨询师所要达到的第一步。

具体化、探索与澄清，是咨询师接下来要用的技术，为的是更清楚地了解问题所在，以便达到来访者解决问题的目标。但这些都比较偏向于从外在来帮助来访者了解事件，仍然是被动的。若要促动来访者内在自我的觉察与意识，除了高层次同理心之外，"挑战"也是一种非常重要的方法。

同理心为来访者创造一个放下自我防卫机制与行为的机会，在温暖的氛围中，来访者看事物的眼光变得柔和，用自己以往所不愿意或尚且没有能力运用的角度来重新评估自己的问题。但是，如果同理心只停留在初层次，来访者就容易自以为是，遑论看到事情的真相了。高层次同理心只有较有能力、有经验也较成熟的咨询师才做得到，"挑战"是一种异常重要而关键的方法。

没有一个人是完美的、完全真实的，正是由于每个人的做事态度、处理事务的观点、价值体系及伦理道德的标准不同，才会产生为人处事时的问题与苦恼。挑战，就是从人、事、物的问题或烦恼的多面中，将那些不一致的、矛盾的、扭曲的、自我防卫的、回避的、主观的想法、经验、感受及行为等彰显出来。它的目的不是要来访者"俯首认罪"，也不是要来访者完全放弃自我防卫（有些是良性的），而是要帮助来访者回归内在，去直面那些他所逃避、害怕、担心的负面事件，在咨询师的支持下，勇敢地面对自己，挑战自我，并从中找寻解决问题的方案。这样才能协助来访者恢复主观能动性，更自尊、自信，有力量面对生活。下面是来访者需要被挑战的地方：

挑战"自我欺骗"

很多人为了不面对痛苦，就通过自我防卫机制来"自我欺骗"。

来访者："我真的很用功，每天天不亮就开始晨读。下课的时候，也从来不出去玩，总是将时间放在准备下一节课上。下午放了学，我立刻又开始学习。可是我真的不懂为什么我的成绩总是不好，老是不及格。"

咨询师："你说你早上5点就起来，晚上12点才睡。你又不出去玩，总是在读书。我就在想，你又不玩耍，又没有充分的时间睡觉，读书的效率怎么样呢？"

来访者："其实，我知道我读书的效率是很低的，每次我坐在书桌前，手上捧着书，实际上却没有读进去。我内心是很焦虑的，但又不能不坐在那儿，因为如果我不这样做，我内心更不安。你说，我该怎么办呢？"（来访者的眼泪流了下来。）

来访者知道自己的读书效率很低，即便坐在书桌前也读不进，他内心很焦虑。问题是，如果不这样做，他会更不安，所以他选择了一个令自己比较心安的方法。这就是自我欺骗，就好像鸵鸟一样，碰到问题不去解决，反而将头埋在沙里，假装问题消失了。

挑战"不一致"

将来访者前后所说的话进行对照。将那些不一致的思想、行为、经验与感受提出来。

例1：来访者在谈话中一直表达自己是很爱女朋友的，想要跟她结婚。但当他在表述两人的关系时，却一直用很多消极的语言来攻击女友，声音不时透出愤怒。

咨询师："我听到你说，你很爱女朋友，想要与她结婚。但我却一直听到你用愤怒的声音说她很自私、很小气、很不关心你，除此之外，你还说她不是个好女孩。我听起来，有些前后不一致。"

例2：来访者谈到母亲的时候，说自己真的很想念她，想要好好地照顾她。但同时，来访者却有10年没有见到她，也不回家看她或给她打电话。

咨询师："你说你想照顾母亲，很想念她，但是你却有10年没有见过她，而且连电话都不打。这是怎么回事呢？"

挑战"扭曲"

这个世界上有些事是很难直接面对的，尤其是令人痛苦或压力很大而超出了一个人承受力的事，这时扭曲就会发生。

例3：来访者很怕他的领导，觉得领导很严肃，对人很严厉，尤其是对他，那简直就是凶神恶煞。但实际上他又说看到领导对其他人很好，很热情，也很关心同事。所以他批评领导很假，是一个虚假的人。

咨询师："一方面听到你说领导对他人很好，对你的同事也很关心。

另一方面又听你说他对人很严厉，尤其对你很严厉。你认为他是个虚假的人。我觉得很奇怪，这些话前后有些矛盾，你注意到了吗？"

例4：来访者觉得他的老师是个非常好的人，他从来没有见过这么好的人。所以，无论何时何地，发生任何事情，他的老师都应该来帮助他。有一天他出了一点事，要求老师来帮他，老师却没有答应，他很生气。

咨询师："你觉得这么好的老师，就应该随时随地——没有时间和地点的限制，都应该来帮助你。你会不会觉得自己的要求有些过分呢？"

挑战"自我失败感"

很多人有所谓的"自我失败感"，这种感觉可能来源于自卑，也可能来自过去失败的经验，因此，他们不相信自己值得别人的重视，也不认为成功是有可能的。他们将自己关在"失败"的黑屋子中，不愿意相信世界可能是阳光明媚的。一般而言，他们充满了"我会失败"的想法、感受与行为。

例5：来访者失业很久，一直在找工作。好不容易有公司要他去面谈，但他到咨询师这里所表达的是："算了，我不觉得这个工作适合我。距离这么远，薪水又不高，况且，我父母一定不会要我去的。"

咨询师："我想不是你觉得这个工作不适合你吧，从你的谈话中，我有一个想法，那就是，你觉得你不够好，万一去面谈，别人又没有录取你，那不是更难过与失望吗？干脆不去，这样你就不用面对你的失败了。是吗？"

例6：来访者常常给别人很多意见——你应该怎么做，你应该做什么，你应该……结果别人受益很多，而他自己却做得很少，因为他认为自己是别人的专家，但自己却是个失败者。

咨询师："你觉得自己是个失败者，但是，很奇怪的是，你给别人的指导，多半很成功，而你却不相信自己会成功，所以你对自己没有信心，也没采取什么行动。你不觉得这种现象很奇怪吗?"

挑战 "玩把戏"

在生活中，为了得到利益，或是赢得别人的欢喜，或是在与他人的竞争中取胜，一些人常常"玩把戏"，运用那些挑拨离间的、自私的、不真实的、不真诚的诡计，然后渔翁得利。这种把戏，在短时间内似乎让他们有所收获，有些成就，却很伤人。另外，从长远来讲，对来访者本身的成长与发展也是有百害而无一利的。只有帮助来访者看到这点，他才能在未来的生活中有进一步的突破。

例7：来访者很肯定女朋友对他的关心与爱，他也非常爱她。但他却假装对女朋友很冷漠的样子，因为他认为只有这样，他的女朋友才会珍惜他。

咨询师："你非常爱女朋友，但你觉得只有跟女朋友装'酷'，她才会真正爱你。但是，我很怀疑这样的关系能够持久，因为她那一方很积极，而你这一方却没有相称的回应。久而久之，恐怕她会对你失望。你认为呢?"

例8：来访者觉得现在的咨询师不了解他，认为先前的咨询师比较懂他。但他仍然持续地来见现在的咨询师，只是一到让他将责任付诸行动的时候，他又开始抱怨不被了解。

咨询师："你一直说前一位咨询师比我了解你，我觉得奇怪的是，为什么你不继续找他，而持续地来见我? 而且我注意到，每次你说不被了解，都是在需要承担责任的时候。我怀疑，你不想采取行动来面对生活的责任。"

125

挑战"合理化"

当一个人不想面对外在的挑战、要求或批评，或是不想面对内心的挣扎及不舒服的感受时，就可能会用"合理化"的方式来逃避。这个时候，挑战就是一个非常重要的技术，能够帮助此人去面对事实。

例9：来访者结婚十年，在这十年里辛勤工作，常常想到要满足老婆及其他家人的生活所需，但忽略了老婆的"浪漫"需要，平常很少有浪漫的表现。所以，老婆常常抱怨来访者不再爱她。这一天，老婆生日，来访者觉得这是一次让老婆开心的机会，就悄悄地买了一个小钻戒给她当礼物。没想到当他将礼物拿出来时，老婆刚开始有些高兴，过了一会儿却质问他钱是从哪儿来的，是不是藏了私房钱。来访者当时就傻了，老婆不就是要浪漫吗，怎么又翻脸了？他怎么也想不明白，就安慰自己说："女人就是这样，脾气就如天气，说变就变。难怪孔老夫子说，唯小人与女子难养也。所以，不需要与她多啰嗦！"

咨询师："当你积攒了钱，为讨妻子的高兴，买了钻戒做她的生日礼物时，她却问你是否藏私房钱，你似乎有些生气与无奈。这么费心的准备，却不见她领情。你好像在用孔子的话来安慰自己，认为不值得与她多啰嗦。是吗？"

例10：来访者刚刚才被上司骂了一顿，觉得很不舒服。但是他对自己说："人在屋檐下，不得不低头。"以此来合理化他内在的愤怒。

咨询师："听你讲起这个事来，内心还是不舒服呢！但我觉得你将那不舒服的情绪压了下来，用理性的语言表述——'人在屋檐下，不得不低头'来安慰自己。是吗？"

注意事项

在我几十年的工作经验中，很多来访者不是不愿意面对生活的困境，只是欠缺一点决心与勇气。咨询师的挑战，无疑是一个很大的推动力，让他们顺势进入那模糊但存在已久的内心深处。能够进行挑战的咨询师一定是与来访者建立了较强信任关系的人，这时，咨询师的陪伴与坚定的态度就是最有力的支持。也有来访者来到咨询室就是希望达到逃避现实，不承担责任的目的。他们希望得到咨询师初层次的同理与同情，这样就能够活在自我安慰中。如果顺着他们的意愿，咨询关系就会停留在表层而无法深入。这时，挑战无疑是非常重要的方式。当然，要能够有效而成功地做到挑战，需要有很敏锐的洞察力与坚定的自信，因为这时咨询师比较容易碰到来访者的对抗。此时，咨询师的成熟与经验就尤其关键了。

"挑战"不仅是技术，而且是能力。它是一把双刃剑，一旦挑战成功，来访者的突破是非常快速的，核心问题会很快显现；但如果没有拿捏好时机与分寸，或是来访者尚未对咨询师有足够的信任，或是咨询师没有足够的自信与定力，就可能会造成反效果。所以，咨询师在用这种方式时，需要注意以下几点：

第一，咨询师要一直保持真诚、真实与支持、关爱的态度，时时保持同理心。

第二，咨询师要能觉察自己当下状态的变化，体察到自己面对来访者受挑战后的思想、情绪的变化，并能够立刻发现问题所在而及时调整。

第三，咨询师在生活中要不断地挑战自我，增加容受力，提高洞察力。

第四，咨询师要能随时觉察来访者当下的反应，并相应地调整自己挑战的力度与方式。

第五，咨询师要始终保持一颗开放的心。

做了这么多年的咨询工作，我认为，没有挑战，就没有真正的效果。承受不了挑战，来访者也无法面对生活，不能承担起责任。只是，如何挑战来访者，激发他的主动性，而不是让他在挑战中增添新的创伤，就要考验咨询师的能力了。

第十四章　尊　重

你、我、他各有位置与归属，高、中、低……虚幻罢了！让我们各归其位。

有一次，我接待一位来自异国的朋友。他和女儿接受了我的邀请，到一家西餐厅用餐，这家餐厅是自助式的。我喜欢自助餐，自由自在，想吃多少拿多少。当我们取了食物回座的时候，朋友的女儿看到父亲拿的食物，当场就很不高兴地数落他，说他拿的东西不健康，并且将他的盘子取过来，将自己的给了他，而父亲却默不作声。我很吃惊地看着这位女儿的行为，但我没有说什么，坐下来安静吃我的饭。女儿关心父亲，这是毋庸置疑的，但是她的做法却表现了她的"自以为是"。她不仅不信任父亲有照顾自己的能力，而且还当着父亲朋友的面表现出来，这就是一种不尊重的表现。在生活中，人们很容易用"我是为你好""爱护"与"关心"的名义来压抑对方的思想、行为以及感受，尤其是在年龄、身份、权威、力量不相称的时候。譬如说，成人与小孩之间、老师与学生之间、领导与下属之间，由于一方处于弱势，强势方会在不自觉中做出不尊重的行为举止，弱势方也会在觉察或不觉察中被动接受这种不尊重。这种不平等的对待方式，经常会影响人际关系。

咨询关系也是一样，来访者来到咨询室，往往抱着咨询师是专家、是权威的想法，无形中将自己放在了弱势的位置上。此时，咨询师要注意的是，咨询的目的是提升来访者的能力，恢复其自我价值。"不要授之以鱼，而要授之以渔"，说的就是这个意思。

尊重，就是接受对方是他自己，有他自己的发展过程、自己的成长步伐、自己的独特之处，不可用我们"自以为是"的"真知灼见"取代他的生命历程。无论他是多么的年幼，多么的鲁钝，多么的狭隘与浅薄，都要看到他的自我价值，看到他的独特性。我们都明白，许多年长者、有爱心的或是有专业背景的人，常常希望能帮助年幼者、后来者，使他们成长，让他们成熟。但在帮助的过程中往往忘记了一点，那就是，只有当一个人被尊重的时候，别人的帮助及好心才能真正得到了解与接受。这就是为什么在咨询中传递关于"尊重"的信息是非常重要的。

由不尊重到尊重的不同程度，基本上可分成六个层次。以下通过两个例子来说明在咨询中如何表达对来访者的尊重。

例1：有位酗酒者，因酗酒问题忽略了家庭，伤害了孩子及妻子。他非常痛苦，来到咨询室寻求帮助："我过去这些年不断地喝酒，常常不知现实是什么。我真的很对不起妻子及孩子，尤其是我的妻子，她早该与我离婚，我实在不值得她对我这么好。我觉得自己真是个不负责的人。"

第一层次："你真的没有好好对待家人！尤其是你妻子，她能这样忍受你，你真的很幸运呀！"

这种回答不仅忽略了来访者内心的痛苦、懊悔与自责，还强化了来访者的内疚感。咨询师内心可能产生了对来访者孩子及妻子的同情，并对来访者有生气的情绪，因此才会有这种反应。

第二层次："哎呀，没有关系！你们好歹也是夫妻一场。一日夫妻百日恩嘛！她今天一定会原谅你，你回去好好做人，不要再喝酒了，听到了吗？"

这是一种安慰式的回答，想要用鼓励的方式来帮助来访者，要他回去戒酒并好好过日子。此回应只是在来访者的负面情绪上裹一层糖衣，其内在的懊悔与自责被压下去，未获处理。咨询师此时可能在生活中也碰到一些无法解决的事情而感到无奈，因此给予来访者同情的安慰。

第三层次："你有喝酒的问题，你最好先去戒酒，然后再去处理与妻子的问题，这才明智。你知不知道有一些地方可以帮助你戒酒？"

此层次的回应，与前述的答话有类似的地方，并非真正地尊重说话的人，也未能了解他，只是企图帮来访者"解决"问题。其实来访者不见得没有能力解决问题，只是他现在内心感到痛苦，希望被了解与被接纳。这种回答只是在教导他不去碰情绪而直接跳至问题的处理。这也是一般人的做法，是"治标不治本"的指导方法，不会有什么效果。

第四层次："你真的觉得对不起你的妻子及孩子，特别是妻子，对吧！你也很看不起自己，是吧！但是我感觉到你真正想表达的是你愿意调整，重新开始，让别人能瞧得起你，你说是不是这样？"

咨询师的这种回应，听到了来访者的情绪，也指出了他话中表达的"重新开始"的意愿。这是同理心的成功运用，自然地呈现出咨询师对来访者的尊重，来访者会觉得被理解、被接纳，只是它仍停在表层。

第五层次："你似乎觉得自己很没有价值，因为你常年酗酒，忽略了做丈夫及父亲的责任，但是你的妻子却没有放弃你。因为这些年来她未放弃你，你纵然觉得不配，但同时觉得有希望，想要重新将这个家建立起来，对吗？"

这样回答，咨询师不仅说出了来访者内心深处的自责，同时也说出了他愿意回头重建家庭的意愿。咨询师不仅传递了对来访者更深程度的尊重与了解，更重要的是能反映出了来访者潜意识中的希望。

第六层次："你觉得很对不起妻子及孩子，感觉到内疚与自责！但是在你的内心深处，我似乎也看到了一些希望，你想要戒掉酗酒的习惯，想要回到家庭，重新出发，是吗？但你是不是有些担心，担心他们不接受你？尤其是你的妻子。如果是的话，从你的表述中可以看出来，你的妻子并没有放弃你，因为她没有与你离婚呢！"

这个回答指出了来访者的妻子依然对他好，这不仅肯定了说话者的自尊，也指出了希望，更重要的是，它点出了整个状况中存在的"力量"，这就是尊重的高层次表现。

这几个层次反映了咨询师对来访者的尊重的不同程度。不同程度的尊重会对咨询关系产生不同的影响。第一层次到第三层次，回应者基本上忽略了说话人的内在痛苦，更谈不上重视说话人的能力，只强调了说话人的负面情绪或是弱点。第四层次与第五层次说出了来访者隐藏的自我价值——"她早该与我离婚，我实在不值得她对我这么好"，潜意识中带着一种希望——自己仍有些价值。第六层次的回应不仅说出了希望，也指出了来访者可以着手改变自己的一个积极起点。

当然，要做到第五、第六层次的尊重，是极为不易的。对咨询师而言，如果我们能先做到第四层次，就已经很棒了。

例2：来访者对咨询师的关心有所怀疑："你知道吗？今天我迟到了……其实，我本来不想来了。以前我跟你说过，我没有把握，男朋友是真的爱我，还是只因为我长得漂亮。对你，我也有一样的不确定感，我觉得你之所以关心我，是因为你的职业，我只不过是你的一个来访者而已。"

第一层次："你真的是随着你的感受而行事呀！我这么用心与费心地和你交谈了这么多次，你却仍不能肯定我对你是真的关心，尤其是有好几次我都非常忙碌，却仍为见你而挤出时间来。"

来访者很真心地说出自己怀疑咨询师的关心是否真实，但咨询师却没有了解对方的感受，反而责怪来访者的不确定感。这样的负面回答正好加强了来访者的感受——不被全然接纳。这种谈话很快就会结束，因为双方都觉得委屈与受挫。

第二层次："没关系的，迟到就迟到了嘛！没什么大不了，至于关心你嘛……我当然关心你呀！要不然我每次都这么忙，还抽出时间见你呢！别怀疑了，现在让我们谈谈你与男朋友的关系。"

这样的回答掩盖了真正的问题所在，咨询师似乎不想面对来访者的这个疑问。由此也可看出咨询师内心恐怕有些不舒服，但又不想表达。其实，来访者感知到咨询师有些不真实，所以才会提出这个问题。咨询师如果不去回应，只会让来访者觉得更不舒服。

第三层次："我俩应该进一步来看一看你这种怀疑及不确定感，我觉得你将对别人关心你的期待投射在我身上了，不是吗？"

咨询师似乎抓住了来访者的感受，却又忽略了其真正的意思，想用"投射"来解释来访者的体验，似乎不想面对来访者的怀疑态度。

第四层次："你看起来很难受。我很高兴你今天虽然不想来却仍然来了，虽然你有些犹豫。我想我们可以深入地探讨一下你为什么觉得不想来。"

咨询师注意到了来访者的难受，也肯定了其在来与不来的挣扎后所做的决定，表达了愿意深入探讨问题之所在的意愿，但仍在回避探讨来访者觉得没有得到真正关心的问题。

第五层次："怀疑你男朋友及我对你的关心，一定让你很难受。这种不确定感及怀疑是不是让你觉得很痛苦？同时是不是也有些害怕我不是真的关心你？我今天真的很高兴你来了，虽然你有些挣扎与犹豫。说实在的，我真的是很关心你的。我想知道在过去的谈话中，是不是我有哪些言谈或举止让你觉得我只是职业性地关心你？"

咨询师注意到来访者的感受，对她的怀疑并没有不安，反而能从对方的立场去接受她的经验。在表达了关心之后，还借着反省自己过去的言谈举止，来表达对对方的尊重与接纳。

第六层次："对于你这种不能确定我是否真心关心你所引起的不舒服，并犹豫是否要来见我的挣扎，我实在是很在意的。你怀疑我仅将你当成一个来访者来对待，而非发自内心地关心你，我认为也是挺正常的，因为我就是个专业咨询师。今天你能那么真实地说出你对我是否关心你及你来与不来的挣扎，一定是鼓足了勇气吧！我真的很感谢你能对我表达真实的想法和感受。我想了解一下，过去的几次谈话中，是不是哪些地方让你觉得我对你的关心是不真实的？"

这样的回答显示了咨询师意识到来访者讲真话的勇气并给予肯定，且能同理来访者的挣扎与不舒服，这就是一种尊重。这种回答能减缓来访者的紧张、担心与焦虑，咨询师的真实也会令来访者产生安全感。只有尊重来访者的咨询师，才能得到来访者真正的尊重与信任。

小 结

尊重，是咨询沟通中很关键的一步，也是表达人与人之间平等的第一步。无论多么年幼、多么鲁钝的人，都有自己的自尊与价值。他人所说的话，无论多么幼稚、无理或可笑，都能够正确了解与明白，并能让对方清楚地知道，你真的了解了他所说的，这就是沟通中的尊重。这不是一件容易做到的事，需要大量的练习、反省与行动。

练 习

1. 自我检视
每日观察自己的所思、所言及所行，看看是否常有对自己及对他人的偏见、傲慢以及负面的表达。

2. 改变
若发现有这些行为及思想，下定决心立刻改变。

3. 分析对话

练习分析自己与他人的对话，按照上述六个层次来进行评分（至少 10 次）。

4. 用不同程度的尊重态度来回答下面的问题

我真的不喜欢你，因为你总是抬着头跟别人说话，我不明白，你有必要这么自大吗？

第一层次：＿＿＿＿＿＿＿＿＿＿＿＿＿＿＿＿＿＿＿＿＿

第二层次：＿＿＿＿＿＿＿＿＿＿＿＿＿＿＿＿＿＿＿＿＿

第三层次：＿＿＿＿＿＿＿＿＿＿＿＿＿＿＿＿＿＿＿＿＿

第四层次：＿＿＿＿＿＿＿＿＿＿＿＿＿＿＿＿＿＿＿＿＿

第五层次：＿＿＿＿＿＿＿＿＿＿＿＿＿＿＿＿＿＿＿＿＿

第六层次：＿＿＿＿＿＿＿＿＿＿＿＿＿＿＿＿＿＿＿＿＿

我真的很讨厌我妈妈，她真的好啰唆哟！她为什么总是不放心呢？我已经是成年人了，她还把我当小孩。

第一层次：＿＿＿＿＿＿＿＿＿＿＿＿＿＿＿＿＿＿＿＿＿

第二层次：＿＿＿＿＿＿＿＿＿＿＿＿＿＿＿＿＿＿＿＿＿

第三层次：＿＿＿＿＿＿＿＿＿＿＿＿＿＿＿＿＿＿＿＿＿

第四层次：＿＿＿＿＿＿＿＿＿＿＿＿＿＿＿＿＿＿＿＿＿

第五层次：＿＿＿＿＿＿＿＿＿＿＿＿＿＿＿＿＿＿＿＿＿

第六层次：＿＿＿＿＿＿＿＿＿＿＿＿＿＿＿＿＿＿＿＿＿

我觉得你真的是个好人，我真的好喜欢你呀！我很想要跟你交往，不仅是在咨询室里。如果能够跟你有更多的交往，对我一定有更大的帮助。

第一层次：＿＿＿＿＿＿＿＿＿＿＿＿＿＿＿＿＿＿＿＿＿

第二层次：_____

第三层次：_____

第四层次：_____

第五层次：_____

第六层次：_____

我觉得你太年轻了，你一定不能了解我说的内容，所以我想换咨询师。

第一层次：_____

第二层次：_____

第三层次：_____

第四层次：_____

第五层次：_____

第六层次：_____

我觉得你长得太像我以前的女朋友了，我一定无法相信你的。我不能与你做好朋友，请你谅解。

第一层次：_____

第二层次：_____

第三层次：_____

第四层次：_____

第五层次：_____

第六层次：_____

第十五章 真 诚

你问我：“你是谁？”我看着你的眼睛，回答：“我是……”你的嘴角微微上扬，轻声说：“我俩是一国的。”

在咨询室中，来访者反映的一个最普遍的问题就是：“我不够好，我‘应该’能够做得更好。”我通常会问他们“什么是应该？”母亲会说：“孩子需要我的时候，我应该随时都在。”“孩子不开心的时候，我应该让他开心。”父亲会说：“我应该赚足够的钱，让家人过得舒服。”“我应该能够很成功，成为孩子的表率。”教师会说：“我应该能够回答学生所有的问题，否则我就不是好老师。”“我应该能够循循善诱地对待学生，不应该责备他们。要有耐心。”老人则会很内疚地表示：“我应该身体健康，仍然能够自理，有足够的经济来源支持孩子。我应该不成为他们的负担。”

“应该”成为一个标准，一个遥不可及却不断要求我们的目标，人们难受着，内疚着。即便如此，人们仍继续削足适履地重复着这种自我惩罚。“应该”变成了一个要“扮演”的角色。

如果只是角色扮演的话，母亲、父亲、儿子、女儿、教师、老板、领导、下属就成了一个个枷锁，因为它只是一个角色，而不是自己。不能真诚与真实地做自己，是一件很痛苦的事。真诚与真实本是一体的两面，但它们的体现有所不同，这里先谈真诚。

真诚，指的是一种发自内心的意愿。真诚的人，自然而不做作，开放而直接。他不隐藏，不虚假，也不讨好。真诚是一种坚定而不犹豫的态度。咨询师如果很真诚，就能让来访者产生安全感、信任感，减少与来访者建立信任关系的时间，更快地进入问题的核心。下面的例子所呈现的，就是从虚伪做作到真诚的不同层次。

来访者问道："我想听听你对堕胎的看法。"（来访者想要和咨询师讨论堕胎的问题，但又不知咨询师的态度，因此想要先了解他的看法，然后再决定是否对他敞开心扉。）

第一层次："我不明白为何我的意见对你如此重要。现在是你怀孕，不是我。我最关心的是你的看法，而不是我的，我真的是很关心你的。你做任何决定，我都尊重并支持。"

这表面上是关心来访者，实际上是一种自我防卫、不开放、做作、未能同理说话人的感受及想法的回答，口头上说尊重来访者，实际却是欲盖弥彰。

第二层次："哦，这个问题很棘手，堕胎是一个相当主观的问题。告诉我你的看法吧！你认为如何？"

这也是一种做作、虚假的回答，不愿讲自己真实的想法，不想告诉来访者，因此，这种表述就是应付来访者的敷衍之词。

第三层次："你似乎很在意我的看法，也很想知道我的想法，是吧？你是不是有些担心？我知道这个问题很不容易的，我会尽量了解你的感受及想法的。"

咨询师注意到了来访者很在意自己的看法，也同理了来访者的担心。但是仍然没有正面回答来访者的问题，仍像在打太极拳一样，将问题又抛回给来访者。

第四层次："这是一个很难回答的问题，到现在为止，我还没有一个比较肯定的看法及立场。不过我觉得任何立场都并非绝对，我与许多人交谈过，有赞成也有反对，而且各有理由。我觉得只要是为当事人好，他能负起任何决定的责任，我都支持。你觉得呢?"

咨询师已开始谈自己的想法，但仍未能很明确而坚定地表述自己的观点。虽然不虚假和做作，但这种犹豫不定、模棱两可的态度，仍然无法获得来访者的信任。

第五层次:"我觉得这是一个不容易回答的问题，我自己曾经也想了很久。一方面我觉得胎儿也是生命，有权利生存下来，另一方面我认为女人也应有自由决定权，毕竟是她怀着孩子。我实在很难说哪一方面更重要。如果一定要表态的话，我比较主张不堕胎，因为我尊重每个胎儿的生存权。但我觉得每个人在做此决定的过程中，都要慎重，不能轻率。要衡量多方面的得失利害，以免将来后悔。这就是我的看法。你似乎很在意我的看法，是吗? 你的看法又是如何呢?"

这种回答是最为理想的。咨询师不仅真诚地表达了自己的看法，也考虑到对方的立场，并给对方一个机会来探讨及分享自己的想法及感受。这种考虑到双方的说法，是双赢的表达，既不委屈自己，又尊重了对方，这就是真诚的沟通。

为什么真诚的态度如此重要? 为何咨询师一定要开放而坚定（就算立场不确定，所表达出的态度也必须是坚定的)，才能赢得来访者的信任? 事实上来访者之所以想先知道咨询师的想法，就是因为他对咨询师有所顾虑。在不明白来访者的身份和立场时，咨询师要注意来访者身份和立场的敏感性。来访者的顾虑是什么? 他为何要顾虑? 一般而言，来访者的身份有几类，所以在回答的时候，要保持一颗开放的心，并且考虑得越全面越好。仍以上述问题为例，按照来访者性别可分为如下情况:

如果是女性:

第一，她自己想堕胎，但又有所顾虑。

第二，她怀孕，不想堕胎，但对未来很担心。

第三，她有朋友想堕胎，她反对，想劝阻。

第四，她有朋友不想堕胎，但如果不堕胎，可能会造成不利的后果。

第五，她犹豫是否堕胎，不确定堕胎的危险，或是否牵涉法律问题，或是其他。

如果是男性：

第一，他的女友或妻子怀孕，想堕胎，他不赞成。

第二，他的女友或妻子怀孕，他希望她堕胎，但又不确定。

第三，他有朋友想堕胎，他有不同看法。

第四，他朋友怀孕，他希望她堕胎，但又不知道正确与否。

第五，他的朋友问他意见，他不知道如何回答，来找咨询师。

虽然是同一个问题，但回答起来却是复杂的，因为有很多的角度要考虑。咨询师虽不是全能的，但在这种情况下，要想赢得来访者的信任，除了开放与接纳、坚定与自信之外，没有更好的方法了。真诚，其实就是最重要的态度。当然，真诚还需要有真实来搭配，才能够做到表里如一、言行一致，否则，真诚就会成为成功的绊脚石，最后只能功亏一篑，无法真正有效地帮助来访者。

我在督导咨询师的时候，他们经常提出有关"真诚"的问题。例如，来访者得了癌症，家人及朋友对其隐瞒了事实，但引起了来访者的怀疑，那么，当来访者问起我们时，是否要告诉他"真相"？这个问题已经超越"真诚"的范畴而涉及"诚实"了。不告诉来访者，是不是虚假？说假话是否就不真诚？其实，一些名词的定义，就如前文所论感受、情绪及感觉一样，很难做出明确的区分，在很多情况下需要自己去思考及整合。在此，我提出自己的看法，那就是针对这类问题，我们主要应考虑下列因素：

首先，应认清我们的职责及身份立场。重大疾病如癌症、艾滋病等，取决于谁有职责来告诉患者。在一些西方国家，医生有告诉患者所有的病情的义务，不需要家人或朋友代替。在中国，情况因人而异，有的医生会直接告知患者本人，也有的则请家人告知。我先生得脑瘤的时候，就是医生打电话直接告诉他本人的。但有时候，医生要家属告诉患者，而家属却隐瞒了实情，甚至欺骗患者。如果你不是医生也不是家属，那么你没有义务告诉对方他的病情。有的患者由于不愿意与家人谈及病情，就会问朋友。此时，朋友就需要考虑：自己为何要告知？告知后若是患者家人不满而造成了误会，自己能承担后果吗？但是，如果骗他，自己的心中过得去吗？这就已经超越"虚假""开放"的范畴，而进入伦理范畴了。如果是在咨询情境中，咨询师要做的是开放地告诉来访者你的"真诚态度"，然后要能够聆听，用同理心来了解来访者内心的挣扎与纠结，继而帮助他看到问题的本质，并让来访者自行抉择。

其次，我们应根据实际情况做出明智的抉择。例如，生活中我们常常要填写问卷，甚至接受电话调查。在过去，人际关系相对简单，大家认为诚实非常重要。但在现代社会中，人们的关系复杂而多变，各种诈骗让人防不胜防。所以，我们应审时度势，做出符合实际情况的抉择，毕竟我们要承担生活的责任，不可被困在狭隘的"不虚假"或"开放"及"诚实"的表象思维中。

小　结

谈到真诚，很多人会问："我们如何辨别此人是否真诚？""真诚的态度该如何检测或验证？"其实，只要我们在生活中保持真诚的态度，必能"心安理得"。内心真正的平和安宁，其中必包含着真诚。不仅要真诚，而且要真实，才能得到真自由。再次提醒，任何情况下一定要考虑到"两利相权取其重，两害相权取其轻"，这才是真智慧。

练　习

1. 自我检视

（1）每日观察自己在与他人的交往中，态度是犹豫的、确定的、固执的、暧昧的，还是……

A. 什么状况下我会犹豫？为什么？（举出 10 种）

B. 什么情况下我能确定？为什么？（举出 10 种）

C. 什么情况下我会固执？为什么？（举出 10 种）

D. 什么情况下我容易暧昧？为什么？（举出 10 种）

（2）反思之后，列出需要改进的地方。

A. 对犹豫情况有无需改进之处？

B. 对确定情况有无需改进之处？

C. 对暧昧情况有无需改进之处？

D. 其他情况有无需改进之处？

（3）透过观察、反思后，列出在行动上已经改进的地方。

A. 对犹豫情况已改进之处有哪些？

B. 对确定情况若需要改进，已改进之处有哪些？

C. 对暧昧情况已改进之处有哪些？

D. 其他情况若需要改进，已改进之处有哪些？

2. 请用真诚的态度来回答以下来访者的问题

我最近在思考一个问题：考试时可不可以作弊？

如果爸爸妈妈常常吵架，你觉得孩子怎么做比较好？要不要帮忙？

_____

当一个人自己很穷，却看到别人有需要的时候，要不要去帮忙？

_____

看到邻居家常常出现很多长相不善的人，要不要报警？

_____

在公交车上看到有扒手，要不要揭发？

_____

你赞不赞成婚外情？

_____

你如何看待婚前性行为呢？

_____

一些人买菜时爱向菜贩索要一些葱姜等，你觉得这是不是贪小便宜的行为？

_____

如果遇到逃跑的坏人，我们应不应该去帮忙追？

_____

当看到有人在公开场合起冲突时，我们该不该去协助？

_____

第十六章 真 实

在黑暗中，你呼喊着，我却在光亮里寻觅你，只因为我对你视而不见。穿越了光亮，我瞥见了你，执起你的手，迎向光明！

真诚是一种态度，真实却是一种自我表达，它们既有区别，又有密切的关系。有真诚，不一定有真实，可是能够真实，就一定有真诚。前面一章我们讲过了真诚，这里我们更进一步地探讨真实。在心理咨询中，有一个名词是"直接性"，它指的是咨询师将自己所感知的当下情况，如紧张的、冷漠的、隔离的，或是停滞的、流于表面的，直接表达出来，以促动咨询关系的深入发展。其实，这就是一种真实的表达。

真实表达

经过多年来对他人的观察以及对自己的觉察，我了解到人们之所以不能真实表达，主要是担心别人不高兴，害怕别人生气，也担心与别人起冲突，因为生气或不高兴会破坏彼此的关系。但经过不断反思，我发现这只是表面的。真正的深层理由，是因为我们内在希望被别人喜欢与肯定，这样，自己就是个好人、好孩子、好父亲、好母亲、成功的人……每个人内心都有一种害怕，害怕自己做不好，不是好人，不是好孩子……所以，"做个好人"，是我们的需求。而它，正是真实表达的第一个障碍。期待，则是另外一个障碍，我们对他人不满意或不高兴，但很多时候不能真实表达，因为担心别人的负向反应，我们期待的是别人的正向反应，这阻碍了我们的真实表达。需求、期待，在生活中有很多词表述了同样的概念，如"希望""渴望""但愿"……

不真实就会产生不自然与做作，内心会很不舒服与难受，但这些感受都会被压抑下来。久而久之，一方面我们会自责，因为觉得自己没有勇气做真实的自己，觉得自己没用，没做好；另一方面也对他人生气，会觉得委屈，因为自己已经很努力，但仍未得到相应的赞美与肯定。当然，这些都藏在潜意识中，也是多数来访者人际关系受到影响的关键原因。

由于压抑太让人难受，所以另外一个极端的人际互动就产生了，那就是全然的不压抑。有些人主张要说实话，而这种"实话实说"其实是"想到什么就说什么""想做什么就做什么"，不需要隐藏也无所顾忌。的确，有句"不打不相识"的老话，指的就是只有在"实话实说"的情况下，真诚的人际互动才能够实现。这个说法乍听是有几分道理，但仔细想想，这其实是对"真实"的一种误解。未经考虑就急于表达，容易伤人而不自知，且会造成沟通的堵塞。其实，这不是真正的真实，而是任性与粗暴，是自我中心。那么，什么是真实呢？咨询师如何做到真实表达呢？

如何真实表达？

真实表达有三个步骤，下面举一个例子来说明：

在街上碰到熟人，向他打招呼后他却没有理会。

第一步：自我沟通。

了解感受：当看到他没有理会自己的招呼，先觉察一下自己的感受，是否感到生气、难过，或其他。

反思：为什么我会有这个或这些感受？进而了解自己为什么会很生气或难过。

了解表象感受下的底层感受：感受往往是复杂的，最为关键的是心中最深层的感受。生气与难过，哪个是最主要的感受？为什么？在它之下是什么感受？曾经有个来访者来找我，谈到类似的情况。在他的生气下面其实是觉得被瞧不起，很自卑，觉得自己很差劲，而难过下面却是害怕。

了解最底层感受的原因：感受往往与一个人的自我期许（需求、期待、希望、渴望等）有关。如上所述，最底层的感受是自卑，或害怕。自卑什么，又害怕什么呢？希望别人觉得我是他的好朋友，或是个有能力的人。如果他们真的认为我是好朋友，或是有能力的人，就不会视而不见。反之，就是讨厌我，不喜欢我。其实，事实的真相是不是这样，没有经过求证，谁也不能妄下结论。然而，很多人对自己没有自信，常常自我怀疑：是不是哪里得罪了他？是不是哪里没有做好？是不是他瞧不起我？

放下：自我沟通是自我了解的必要过程。到底对方是不是真的看不起我或是发生了什么，要沟通了才知道。此时，就要暂时放下自己的猜测与怀疑，去与对方互动。

这一步非常关键，没有经过自我沟通，就很容易产生对他人或自己的指责与批判，而这些都是主观的。

第二步：了解对方（求证）。

将情况客观地描述出来，并询问对方是怎么回事。很多时候，事实与我们想象的不一样。当了解之后，问题往往会自然消失，无需更多表达。可以这样询问对方："今天早上我和你擦肩而过，你看到我了吗？我跟你打招呼，你却走过去了，没有注意到我。我想知道发生了什么？你看到我了吗？"

对方可能会这样回应："我没有看到你呀！你跟我打招呼了吗？哎呀！真不好意思，我一直在想事情，没有注意到。真对不起！"原来，他是在思考，没有看到自己，此时自己害怕哪里没有做好的疑虑就自然消失了。佛教的经典常常谈到人们是活在幻觉中，确实有一定的道理。如果没有真实的表达，就不会了解事情的真相，我们就会一直活在虚幻中。人们的痛苦大多来源于此。当然，如果两人之间有什么误会，对方确实是有意忽视自己的话，这也是一个沟通的机会。

第三步：双方沟通。

重复第二步，客观地描述状况："早上我看到你在街上，和我擦肩而过，我跟你打招呼，但你却没有看到我。"

真实表达："我不明白这是怎么回事，内心有些不安，担心是不是我做了什么让你不舒服，不想理我。"或是："今早我在街上见到了你，向你挥了挥手，但是你却没有回应，好像没有看到我似的。我一直想向你求证，但是又不知道你是否愿意回答我，又害怕我哪里没有做好，所以忐忑了好久，终于鼓起勇气来找你，向你了解：那天到底发生了什么？"

这是一种不会让人觉得被指责的沟通表述，它的动机就是了解事情的真相，是理性与感性兼具的真实表达。之后，就是等待对方的回应。谨记，要能够聆听与同理对方，不要辩解，这样才能够达到双向有效沟通。真实表达，就是拿回自己的责任，而对他人不妄加评断。

第二和第三步不一定都要进行。如果对方并非有意忽略自己，那么在经过了解后，问题往往会消失，自己的不舒服感受也随即消失，第三步当然就不用进行了。

咨询师如何真实表达？

关于真实表达的不同层次，下面举两个例子来进行说明。

例1：来访者之前已迟到了三次，这次又迟到。

第一层次

咨询师："你今天迟到了，你知道吗？"（语气不佳，传递的是生气的情绪。）

来访者："我知道呀！我出门晚了，很抱歉！下次不会了。"（内心也是不舒服的，但是没有表达出来。）

这种表达，咨询师其实忍住（压抑）了内在的生气，换来的是来访者表面上的道歉。咨询师不真实，当然来访者也会虚与委蛇。

第二层次

咨询师："你今天又迟到了，我在这里等了很久了。你知道这已经是你第四次迟到了。"（声音是生气的。）

来访者："真的很抱歉，你等了这么久（自责）。不过，以前你说过，超过的时间算成咨询时间呀！我也不是故意的，堵车呀！我住得远，你又不是不知道。"（感到委屈，开始反驳。）

这一层次的回答隐晦地透露了咨询师内在的不舒服，但又没有直说，这其实是隐性抱怨，自然就引起了来访者的对抗。

第三层次

咨询师："今天你又迟到了，已经是第四次了。我有些生气，因为我很忙，在这里等了你很久（表达了生气，且为它找了个理由）。你为什么常迟到呢（指责）？到底发生了什么（了解）？"

来访者："非常抱歉，让你生气了。不过，我也不是故意的，路上塞车很严重（找理由），我也不愿意你等呀！的确，我也意识到，最近不太想来……"（感受到咨询师的生气，有些委屈。）

这种表达的方式比较直接，咨询师开始真实地表达感受，是一种直接的表达。只是这种直白的表述是单方面的，有可能引起来访者的委屈及对抗。但咨询师愿意了解发生了什么，这是一种关心的体现。

第四层次

咨询师："注意到你今天迟到了吗？这是第四次呢！我其实是有些不舒服的（真实表达），感觉到不被尊重（委屈）。但是也想到，你一向是很有责任感的（肯定来访者），一定发生了什么，你才会迟到这么多次（探索）。让我们好好谈一谈吧（双向沟通）！"

来访者："很抱歉让你觉得不舒服（自责）。我不是故意的（委屈），也没有不尊重你的意思（防卫）。只是，我觉得你不怎么关心我（委屈），因为我已经迟到了三次了，你也从来没有说过什么（想要引起咨询师的注意）。所以，我觉得没有什么必要再咨询了（难过）。"

咨询师肯定了来访者的责任感，表示他对来访者观察细致，强化了他的优点，是值得肯定的。此时进一步了解来访者迟到的原因，就容易多了。但是咨询师不仅谈到了自己的不舒服，也表达了不被尊重的感觉，这种表述虽然真实，却是任性的，有指责的意味——你不尊重我。其实，这说明了咨询师的委屈感，因为他已经受到来访者"四次迟到"的对待，似乎认为自己的不被尊重是来访者造成的。对这种表述一定要非常小心，因为"不尊重"是咨询师的主观体会，并不一定是来访者的真实意愿，而这种表达会诱发来访者的自责，进而产生自我防卫。这种防卫来自"想要做好"这种自我期待的需求，而咨询师的不被尊重的感受其实也来自"想要做好"。如此，咨询师与来访者自然会进入对抗的局面。

第五层次

咨询师："你今天迟到了，而且是第四次。你意识到了吗？我其实是有些担心的（关心来访者），因为你平常一直是很守时的（观察到来访者的表现并给予肯定），连续这么多次迟到，我想是不是出了什么问题（关心）？同时，我也反思会不会是我哪里没有做好（表达自我期待的需求——想要做好），让你觉得不舒服但又不好意思说（承担责任），所以迟到了。其实我也很怕做不好呢（表露自我弱点）！我想了解一下是不是这样？"

来访者："其实不是你没有做好（拿回自己的责任），而是我前面连续三次迟到，你都没有说，我就想是不是你根本就不关心我（觉得委屈，因为多么希望得到咨询师的关注），所以我渐渐就不想来了（难过，失望）。真的很抱歉（听到咨询师的真实表述，意识到他的关心，因此真心地道歉），这与你一点关系都没有（拿回自己的责任），你其实做得挺好的（放松，确定了咨询师也怕做不好，与自己有同样的需求）。"

咨询师将内在的"想要做好"的需求表达了出来。能够将"怕做不好"说出来，是需要勇气的，是一种开放的态度。这种对自己的软弱面的呈现，能够撞击到来访者的内心，因为这也是他的情况的写照。这就是真实的表述。

真实，是咨询师开放、坦荡、自信、勇敢和确定的一种表现。咨询师并不是一个完美的人，他会犯错，但是能改变，有意愿成长并不断突破自己。来访者不需要完美的人，而是需要一个陪伴者，需要一个一起努力的同道者，而咨询师正是他的表率。只有一个真实的人，才能够感动另一个成长中的人，二人共同成长与成熟。

例2：咨询已经进行了很多次，但总没有进展，似乎被卡住了。

咨询师："我们的咨询已经进行了八次，前期我觉得有很多的进展，你有更多的分享及反思。但现在不知道为什么被卡住了，似乎不太顺畅，你有没有感觉到？"

来访者："没有呀！我觉得挺好的。我仍然觉得很有收获呀！"

咨询师："哦！你觉得蛮好的。嗯，我却有不同的体验。我注意到你有很多的时候很安静，没有更多的东西表达了（客观地描述情况）。当这种情况发生的时候，我很不安（深层感受），因为我不知道发生了什么（想知道发生什么，是需求）。身为一个专业人员，当你的情绪保持流动，我才会觉得这个过程是流畅的。现在你的情绪没有太多的流动，因此就没有更多的东西表达出来。是不是什么地方我没有洞察到或疏忽了？（探索可能遗漏的洞察及疏忽，是反思的过程，这是真实的表述，认真地与来访者进行开放的讨论，这是信任来访者的体现。）"

来访者："没有，我只是觉得我总是哭，或者生气，或者抱怨，觉得太累了，需要休息一下（咨询师的真实与信任，让来访者也能够敞开心胸自我反省）。与你没有什么关系（承担自己的责任）。"

上述例子中，咨询师很真实地感知到当下咨询的境况，并直接地表述出来，如此就突破了来访者的"卡点"。此时咨询师就可以从这个点出发继续探讨。咨询过程能否进入深层次，能否为来访者的自我探索打开新的突破口，有赖于咨询师的真实表达。

小　结

真实的表达，是为人处世的重要法宝。不真实的人，会被虚假笼罩，同时被负向能量淹没，变得孤独寂寞，失望绝望。这类人往往是咨询室的常客。能够真实地活出自我者，往往是自由、自信与充满活力的。透过咨询师开放的态度与真实的表达，来访者会看到，在生命道路上，还有如此自尊、潇洒、充满生命力与活力的人，这无疑增强了来访者的信心。咨询师就是自然、自主、自在的表率。

练 习

要成为一个有效能的咨询师，在生活中就要不断地练习真实的表达，只有能够在生活中做到真实，才能够在咨询中真实表达。请在下列情境中练习真实的表达。

范例：你和朋友在一起，但他一直不说话。你不知道发生了什么。

第一步，自我沟通。

了解感受：看到他不说话，我的内心是尴尬的，难受的，不知道该怎么办。

反思：为什么我会觉得尴尬、难受与不知道怎么办呢？

了解最底层的感受：其实，当他不说话时，我最底层的感受是担心与害怕。

了解最底层感受的原因：期待与需求是造成这些感受的关键。我害怕他是不是对我有什么不满意，才不说话。如果他主动说话，我就知道该如何与他相处，否则，万一我说错了，或是讲了什么不得体的话，他会不会看不起我？所以我是不知所措的（了解自己的期待、需求）。

放下：现在，明白了自己的所思所想以及所感受的，开始暂时放下，了解对方。

第二步，了解对方（求证）。

客观地陈述现况："我们两个坐在这里有好一阵子了，但是你都没有说话，不知道是怎么回事？"

第三步，双方沟通。

客观地陈述现况："我们两个坐在这里好一阵子了，但你都没有说话。"

真实表达："看到你没说话，我内心是忐忑不安的。因为我不知道发生了什么，很担心如果我开口说话，万一说错了，或是让你不高兴了，我们的关系就会受影响。或者，是不是我一开始就做了什么让你不舒服，或是……我有点不知所措。我很希望我们能够开放地谈一谈。"

练习题一：你爸妈催婚，你觉得很烦。

第一步，自我沟通。

了解感受：

_____

反思：

_____

了解最底层的感受：

_____

了解最底层感受的原因：

_____

放下：

_____

第二步，了解对方（求证）。

客观地陈述现况：

_____

_____

_____

第三步，双方沟通。

客观地陈述现况：

_____

真实表达：

_____

练习题二：朋友邀你出去吃饭，但是你不想去。

第一步，自我沟通。

了解感受：

_____

反思：

_____

了解最底层的感受：

_____

了解最底层感受的原因：

_____

放下：

_____

第二步，了解对方（求证）。

客观地陈述现况：

_____

第三步，双方沟通。

客观地陈述现况：

_____

真实表达：

_____

练习题三：领导对你似乎有些意见，但是你又不知道发生了什么。

第一步，自我沟通。

了解感受：

_____

反思：

_____

了解最底层的感受：

_____

了解最底层感受的原因：

_____

放下：

_____

第二步，了解对方（求证）。

客观地陈述现况：

_____

第三步，双方沟通。

客观地陈述现况：

_____

真实表达：

_____

练习题四：你不想考大学，但是父母、老师不断地说服你。

第一步，自我沟通。

了解感受：

_____

反思：

_____

了解最底层的感受：

_____

了解最底层感受的原因：

_____

放下：

_____

第二步，了解对方（求证）。

客观地陈述现况：

_____

第三步，双方沟通。

客观地陈述现况：

_____

真实表达：

_____

练习题五：最近妻子常常不在家，又没有向你说明原因。你很想要弄明白这是怎么回事。

第一步，自我沟通。

了解感受：

_____

反思：

_____

了解最底层的感受：

_____

了解最底层感受的原因：

_____

放下：

_____

第二步，了解对方（求证）。

客观地陈述现况：

_____

第三步，双方沟通。

客观地陈述现况：

_____

真实表达：

_____

第十七章　经验分享

孤独的你，低头前行；形单影只的我，与你平行未交集；直到你看到我，我进入你灵魂的深处，你我成为"我们"。

曾听过一个小故事：

上帝是宇宙万物的主宰，所有的受造物向它朝拜。魔鬼很不服气，觉得自己的能力超过上帝，所以，有一天它找到上帝，要和上帝一较长短。上帝就问魔鬼要如何较量，魔鬼说让我们一起做两个成品，都你做一半，我做一半，然后来比较哪一半做得更好。上帝说："没问题！"于是他们就一起动手，做了个成品。当第一个做完之后，上帝并没有停手，他继续做第二个，魔鬼也跟进。当第二个也完成了之后，上帝与魔鬼就将这两个成品放至世间测试，看看到底是上帝做的一半较好，还是魔鬼做的一半较好。魔鬼不大有信心，所以跟着去看，而上帝仍是过着平常的日子，非常有自信。一星期之后，魔鬼回来，很懊恼地说："我真不该让你做第二个，因为有两个成品存在，他们彼此支持与分享，传递了爱与关怀、善良与仁慈，他们活得开心与自在，我承认我输了。"这个成品的名字就叫作"人"。

当然，这只是个寓言，它要表达的是，只要有两个人在一起，借助彼此的交流、沟通而得到生存的力量，人就不再孤独。这也是团体聚会的目的，大家互吐心声，交换意见与想法，使人觉得活着是有意义的。经验分享就是这种互相支持、互相鼓励的沟通方法。心理咨询就是利用了这种方式，从行为上让来访者觉得"我不是孤独的"，同时由于咨询师本身受过专业训练，会给来访者带来比一般人更多的信任与安全，因此，咨询师的经验分享就成了很重要的激励与定心的元素。

经验分享的作用

经验分享其实也是真实的展露，咨询师分享自己的经验，等于是先向来访者敞开了心扉，显示自己是个有诚意、有真心的人，不需要隐藏什么，使来访者信任自己，并进一步开放、真诚地表达自我。

经验的分享，可帮助来访者看清自己的盲点。每一个人都有看不清的地方，借着咨询师的分享，来访者可以拓宽视野，开阔心胸，从咨询师的身上汲取经验及智慧，并加深对自己与咨询师的了解。

经验分享可以减少孤独感。"没有人是一座孤岛"（No man is an island）是西方很有名的一句谚语。它表达的是，在人生的道路上，没有一个人是踽踽独行的，因为我们有彼此。自我封闭、固执己见的人，往往不会与他人分享任何经验，所以他们也是最孤独、最不被了解的。分享经验，表达了咨询师对来访者的邀请，邀请他在人生的路上更加开放，因为开放了才能让他人进入自己的生活，人才有可能充满活力与光彩。

经验分享是愿意了解、信任对方及接纳对方的一种表现，使对方觉得被信任、感到温暖与安全。因此，咨询师的开放很是重要。

经验分享时需注意的事项

任何经验分享都是有意义的，只是分享时有一些需要特别注意之处，否则就会适得其反。

第一，咨询师分享经验的目的，是让来访者对咨询师更加信任及开放，缩短彼此的距离，以促进对方更深入地分享自己，并能从分享的经验中得到更多的知识，拓宽视野，对解决问题或困难产生积极影响。因此，它绝对不是分享者的独白，或是借助经验的分享使自己成为话题的中心。经验分享是为了让交谈更加深入，充满活力，它必须要靠互动来完成。如果只是咨询师一个人在讲冗长的故事，用不了多久，来访者就会觉得烦躁、无趣，没有耐心听下去，那么谈话就会结束，且原先建立的一点信任也有可能会因此而失去。

第二，咨询师的分享要能产生积极的效果，而非消极的。若不得已必须分享消极的经验时，心中一定要有一个积极的目标，否则只会让对方觉得有压力。例如，来访者诉说教育子女的痛苦：孩子不听话，又爱顶嘴，他心中很烦躁，不知该怎么办。如果咨询师正好也在经历这种痛苦，却也不知道该如何是好，此时就不要做任何经验分享，只用"同理心"来聆听、来了解，这本身就会产生很大的支持作用。若是为了拉近彼此的距离，咨询师可以分享自己的痛苦，只是要记得，这是为了对来访者起到正向的效果。譬如说，面对孩子的顶嘴，咨询师自己也觉得很困难，可以分享说，自己准备去上亲子关系的课程以得到帮助；或是要去看更多如何培养亲和力的书籍等。这种分享能够给来访者带来希望、力量，也就是说，来访者会觉得连咨询师都有解决不了的问题，咨询师也需要不断地学习，这会让他受到鼓舞，并产生与咨询师并肩作战的力量。只是，咨询师在成长突破上不能比来访者速度慢，否则来访者会对咨询师的能力产生怀疑。

第三，可以引用他人成功的例子。例如，来访者的伴侣出轨，他非常气馁、愤怒、难过，但不知道该怎么办。此时，如果咨询师没有类似的经验，可以引用他人面对第三者的成功实例来协助来访者找到问题的关键并解决问题。这种情况下要注意不可虚构，因为假的东西很容易穿帮。当然，如果没有适用的好经验，就不一定要做经验分享，勉强的经验分享对来访者不见得会有帮助。很多情况下，只要能将专注、聆听、同理心、探索等步骤掌握好，就已经可以协助来访者找到问题所在。要记得，所有的疗愈都来自来访者本身。

第四，经验分享的正确时间是异常重要的。有些人找咨询师谈话的目的只是发泄情绪，或整理思绪，或想找到一个解决问题的方案，如此而已，他们并不一定想要知道别人的经验或想法，只是想"借借耳朵"罢了。如果没有注意到这一点，经验分享就会显得多余，甚至无聊。

经验分享的例子：从无效到有效的过程

例：小王觉得自己在生活中很是孤独，有朋友也似没有，活得没有意义，想要自杀。

第一层次回答："我也曾经孤独过，我能体会你的心情，但是你必须要站起来，把你的双手伸给别人，你必须相信别人，否则别人也不晓得你是孤独的，我就是这样走出来的。你看，我不是活得很好吗？"

这种回答虽是鼓励，却暗含着责备，责备小王没有跟别人交往，不信任他人。言下之意是"你看，我都做到了。你也要走出自己，与他人交往。你也能做到。"这是一种没有了解小王为何痛苦与不想活的无效沟通。如此，小王很可能会对咨询师产生对抗。

第二层次回答："是呀！孤独的感觉是很可怕的，我非常了解你的感受，我也经历过，我再也不要去体验那种感觉了。"

这种回答强化了小王孤独的痛苦，非但对小王没有帮助，反而增加了他的压力及心理负担：连咨询师都不想再经历这种孤独，自己岂不是更没有希望了吗？自杀就显得更合理了。

第三层次回答："我想你一定是非常的痛苦，因为独自一人的感觉确实很难受。我也经验过这种孤独，你越是想不孤独，就越脱离不了，我真的了解你。"

这是一种初层次同理心的运用，但无法有效地帮助来访者走出孤独。在此情况下，若能具体地分享自己如何面对及战胜孤独的痛苦，则可增加积极正向的效果，因为它能带来希望。

第四层次回答："我真的了解你在说什么，小王。我也曾孤独过，那种孤独的感觉是吞噬人心的，难受至极。我的做法是，我找了一位心理咨询师，请他帮助我了解为何我会如此孤独。在他的帮助下，我明白了是因为我很内向，不太爱与人交往，所以将自己封闭了。所以，我在行动上做了突破。我开始打电话找朋友聊天，吃饭，并分享我的想法与感受。后来我又开始参加同学聚会，渐渐地我就走出了这种孤独。现在我有时还是会有这种感觉，这时我会打电话找人聊一聊，就好多了。不知道你觉得如何？"

这样回答不仅反映出小王的感受，也用自己的经验分享，为他提供了积极具体的方法来面对及处理问题。

经验分享也是与来访者同频的一种方式。来访者觉得，连心理咨询师（专家）都会有这种问题，而这种问题最终解决了，所以未来是有希望的；有"先行者"的榜样，路是一定可以走通的。

多年以前，我为《心理辅导》杂志写专栏，在专栏中分享了很多生活中的体验，这就是经验分享的一种形式。后来我受邀去一所精神病院与"精神病人"交流。在交流的过程中，有些"病人"（用引号是因为超个人心理学中没有"病人"这种称呼）就很高兴地告诉我："张老师，连你这个专家都生活得如此不容易，我们觉得自己的问题也不是什么大事。"听了之后，我开怀地笑了。是的，"没有问题"的人才是真正的有问题呀！有问题，不怕。怕的是有问题却隐藏起来，在肚子里烂掉，终至伤人伤己。

练 习

我不想参加高考。念大学有什么好处？浪费生命去学那些没有用的科目，真是白辛苦。还不如早早进入社会去实践，在生活中学习才对我的生命更有帮助。

第一层次回答：

_____

第二层次回答：

_____

第三层次回答：

_____

第四层次回答：

_____

我快要结婚了，但我真的不想结婚，担心结婚后会被束缚住。

第一层次回答：

_____

第二层次回答：

_____

第三层次回答：

_____

第四层次回答：

_____

我认为人生是没有意义的。你看，每个人都像无头苍蝇似的到处乱撞，我也是。我为了家庭孩子而奋斗，但到头来还不是不被理解。算了，真的想出家去。

第一层次回答：

_____

第二层次回答：

_____

第三层次回答：

_____

第四层次回答：

_____

我真的很糟糕，记忆力变得如此之差。我不知道该怎么办才好。

第一层次回答：

_____

第二层次回答：

_____

第三层次回答：

_____

第四层次回答：

_____

我真的想要离家出走。我的家庭真的很冷漠，爸爸妈妈总是不理彼此，我夹在中间真的很难过。

第一层次回答：

_____

第二层次回答：

_____

第三层次回答：

_____

第四层次回答：

_____

第十八章　家庭作业、结案、转介

我"知道"，但是仍然不能改变什么。

心理咨询的最后一个阶段，就是来访者将所了解与体悟的，在生活中付诸行动。没有行动的咨询，只是完成了思想上的转换，仍然停留在脑袋里。人的意识包含了三部分，思想、情感，以及行为。没有行为的实施，情感处理了，思想改变了，却仍停留在自己的内部世界，而未能与外在的世界连接。没有这个桥梁的架接，仍然是两个独立的空间，没有关系的建立，一切也就枉然。

家庭作业

小冉是位高中生，平时会抓、抠身体，全身都是小疤，显然有自残的现象。在经过几个月的咨询后，他明白了问题的根本是觉得"人生没有意思"，因为所有的一切父母都安排好了，自己只有听他们的份，任何对抗，包括不理会、绝食都没有用。经过几次家庭沟通，父母认识到自己的担心与焦虑，也了解了自己的过度干预造成孩子对抗与自我贬抑。因此，他们决定将孩子的自主权交还给他。刚开始的一个月，小冉觉得很好，父母说放手就放手，不再干涉他。他想玩手机就玩手机，想听音乐就听音乐，不想看书也没有人管。但没过多久，小冉开始觉得被孤立、被遗弃，再次陷入了抑郁。他很困惑地再次来到我的咨询室，想要弄清楚到底是怎么回事。经过更深入的探讨，他终于明白了，自己要的其实不是不被管束，而是希望父母不要事事干涉他，但能够在他需要的时候给予支援，同时他也希望逐渐地学习自我管理。然而，一个人的习惯是很难改变的，一旦形成了模式，就要用更强大的力量才能突破。什么时候父母的参与是支持而不是干涉？什么时候小冉应该自己拿起责任来？这些都要在实际的生活中去磨合，去把握。

小冉的父母、小冉和我开始了"家庭作业"——行动计划协商会谈。我们决定制定界限与规则。

家庭界限与规则的制定

由于小冉之前的一切都是根据父母的安排来进行的，因此没有自己承担责任的意识，也没有自己处理事务的能力，独立自主能力的确很薄弱。因此，父母和小冉要从各方面去建立界限与规则，以给予彼此充分的尊重。界限有很多种类，如时间界限、空间界限、权力界限等；规则也分为独立规则、辅助规则，如何时完成分配的工作，如果没有完成该如何负责任等。这是一个家庭分工合作的结构，可以让彼此有确定感与自由感，因为它符合了人们内心天生的规律感及需要。

界限与规则必须由他们自己制定，我只能协助。由于这个家庭很少共同讨论或做一件事，一开始他们就表示："不行呀！不会呀！你帮帮我们吧！"可以看出他们的焦虑与担心。在我的协助下，他们对家务做了分工，并划分出每个人的隐私空间，还对何时用餐、看电视等都做了明确的设定。另外，还定出了每个星期家庭聚会的时段，以保障彼此的交流可以有一个固定时间。仅仅三人之家，却很少有互动与交流。这就是家庭的问题呀！小冉的问题不是他个人的，而是家庭造成的。家庭认定的"病人"往往是孩子，其实孩子只是替罪羊呀！

小冉的个人规划

除了家庭界限及规则的制定外，小冉也需要养成自己独立自主的生活习惯，开始做一些详细的规划：

✓ 自己起床，不需要被提醒。

✓ 上学时不坐出租车，要乘地铁。

✓ 要控制使用手机的时间。

✓ 要减少听音乐的时间。

✓ 要自觉地去学习，不要等到爸妈催促。

✓ 要减少吃零食，因为体重超标。

✓ 不要花太多的时间 cosplay。

✓ 进行 cosplay 的时候，自己攒钱买服装。

✓ 对于最弱的科目英语，要多下功夫。

✓ 要多吃蔬菜，少喝饮料，多喝白开水。

在制定规划的过程中，小冉很是兴奋，除了这 10 项之外，他还想要做更多的安排。他的脸上露出了笑容，看到了自己需要改进的地方，似乎有了希望。就像我们多数人一样，在过新年，以及新学期、新工作开始时，总是给自己定出一些计划，希望有新的开始，有新的生命旅程，希望有一些好的改变。

需要注意的是，任何行动计划的实施，皆需要经历一段调适期，而不是一步登天，立马成功。很多人对自己失望，往往是因为志向宏远，但眼高手低。计划可以分为近程、中程及远程。小冉在我的协助下，决定在 6 个星期内完成上述 10 项个人规划。

之后，他分别评估了这 10 项个人规划的重要性、可行性及难易度。由于他是个学生，最为重要的是自行起床及坐地铁上学。所以他就将这两项放在近程来执行。

第一步：做整体计划

• 近程

制定出要完成事件的细则：

（1）不需要父母提醒，自行起床。如何完成？需不需要协助者？如果需要，谁是协助者？如果没有完成的话，要承担什么责任？如果完成的话，要如何给予自己肯定？面对这几个问题，他本来是自信满满，但在回想了过去的失败经验后，他决定找最好的哥们来帮助他一段时间。如果自己没有完成，父母可扣下他十分之一的零用钱。如果做到了，他就吃五颗最喜欢的白巧克力糖。

（2）坐地铁上学。由于没有坐过地铁上学，所以要了解自己该坐几号线，到学校要多少时间，然后计算从家里到地铁站的距离，需要多少时间。经过查询，小冉要坐5号线，地铁站离家大约5分钟路程，到学校总共要30分钟。做好计算之后，小冉确定了何时出门，何时到学校。他的哥们仍然是他的支持者。

• 中程、远程

近程计划完成之后，小冉又制定了中程及远程计划。按照近程的细则规划方法，他完成了中程及远程的细节规划。当小冉完成了整体计划后，他的希望感及兴奋感非常强烈，情绪特别高昂。

第二步：执行分程计划，并检讨反省

按细则完成近程计划，每天晚上做检讨与反省。由于小冉缺乏独立自主的经验，故一位协助者或是支持者很是重要。每天的检讨反省小冉都是和哥们一起完成的。由于小冉很坚定且有决心，而哥们又是小冉十分信任的人，因此近程的两项计划——自己起床及坐地铁上学执行的成效很好。

当然，一开始不是很容易。一旦人有了行为惯性，想要改变其实是很难的。由于哥们的帮助，以及完成后白巧克力的吸引力，小冉在第一个星期就达到了目标，比原定计划提早一个星期进行中程的行动。

第三步：庆祝

来访者能够逐步地完成行动，改变原来的不良习惯，这是非常值得庆祝的。通过庆祝，来访者能体会到全身心的自我突破的喜悦。能够自我改变，才是自尊自信的根本。常言道，我们是自己的主人，但能成为自己主人的人太少了，因为我们的自律能力太弱，自信水平太低。小冉在6个星期中，一点一点、一步一步地完成了这10项个人规划，我特别为他高兴。他在这段时间内瘦了12公斤，变得帅及自信，更有意思的是，他竟然不再去玩 cosplay，学习成绩也好了许多。

结　案

心理咨询是为了让来访者对生活中所发生的事有正确的认知，并在生活中体现出效果，以便增强生活能力。当来访者达到这个目标时，就是结案的时候了。在结案时，咨询师首先要让来访者回顾一下他开始咨询时的状况，然后再回顾从开始到结案的整个过程。在此过程中，让他清楚地指出他的进步所在，并给予肯定。在这里要提醒咨询师，切忌赞美来访者，因赞美往往来自外在。应肯定来访者的进步，这是对他的"投入""认真""坚忍"等内在特质的强化，有利于养成自尊、自信的态度。

在结案时，还有一个很重要的事项要注意，那就是来访者与咨询师都要面对别离的时刻。别离，往往会引起一个人的难过或哀伤，因为两个人一起走过了困难的时光，经过探索与面对，继而发生改变。此过程虽说是来访者的个人经历，但咨询师的支持是具有关键作用的。所以，两个人都要谈谈对可能不再见面的感受，这才能形成有头有尾的闭环作用。每个人的心里都有"完成"的需要，这就是确定感，只有内心确定了，人心才能踏实，才能稳定。故而，此环节十分重要。

转　介

一个咨询师并不是对每个来访者都"接得住"，因为咨询师有自己的局限。我在与咨询师们交流的时候，常常听到"这种人就不是好来访者""这个来访者简直是没法做"等感叹。其实，咨询师要保持一种谦卑的心态，那就是相信没有不适合的来访者，只有能力不够的咨询师。心理咨询是个专业，它不同于其他的职业，需要有很扎实的理论及实操的能力，它的内容，与生活息息相关。缺少对生命投入的人，无法成为称职的咨询师。我们不需要"优秀的""很棒的"咨询师，但需要"有生命力的""有能力的""有丰富生活经验的""不怕痛苦的"咨询师。咨询师要有自知之明，我们面对来访者，在咨询的过程中，要清楚自己有没有能力帮助来访者。如果没有，就需要转介，将来访者转介给其他有能力的心理咨询师。所以，咨询师和咨询室都需要准备一个列有可以转介的机构及不同咨询师的名册，这样就可以在需要的时候为来访者找到对他最有力的支持系统。这是很重要的咨询伦理关系。咨询的目的，是让来访者的利益最大化，因此，咨询师必须保持谦卑的态度，这样才能最有效地帮助来访者。

小　结

在结案前，来访者的行动是最为关键的。如果没有完成行为的改变就离开咨询室，就是失败的案例。咨询师一定不能让这种情况发生，故此，陪伴来访者执行计划，对每一个近程、中程及远程行动的安排及评估，都要谨慎进行。在完成的时候，要给予肯定与支持；在遇到挫折的时候，要协助他了解并克服困难。

在来访者行动的过程中，咨询师要有耐心，表现出关心与理解，要注意自己的情绪反应，时时觉察并调整。

无论是在咨询过程的哪一阶段，咨询师如果发现自己能力有限，实在无法有效帮助来访者，就要立刻提出转介的建议。这正是谦卑态度的表现，千万不要为了顾自己的面子或担心失败而硬扛，那样，对来访者及自己都是有害的。

练 习

请针对以下的各种情况提出行动的方案：

来访者网络成瘾，每天要上网至少 6 小时，严重影响学习。

_____

来访者对性成瘾，总是流连酒吧猎艳，但心中很后悔，觉得必须要改掉这个恶习。

_____

来访者有强迫行为，每次出门都要反复检查是否锁门，多达数十次。

_____

来访者是工作狂，每天都要工作至少 18 小时，家人对此非常不满。

_____

来访者害怕到人多的地方，一旦到人多处就会感到窒息、流汗、全身紧张。

_____

第十九章　咨询室的设置及其他注意事项

　　这一章主要就咨询室的设置、来访者第一次要签署的文件及其他注意事项，做一个大致的介绍。这是依据我多年的咨询经验总结而成的，在此分享，是为了协助新咨询师更顺利地启动工作。本章所述不包括那些特殊状况。

咨询室的设置

　　新咨询师要开始进行专业的服务，最先需要关注的就是咨询室的设置。咨询关系及安全感的建立，是咨询室设置的一个关键目的。此话怎讲？其实，所有的环境设置，为的都是建立来访者对咨询师的信任及安全感。其中，最主要的是来访者对咨询师的信任。如果来访者已对咨询师有很强的信任感，那么安全感是必然的副产品，咨询室的设置就不是那么重要。当然，能够赢得来访者的信任及安全感的咨询师，本身就会注重咨询室的环境设置。就一位新手咨询师而言，咨询室的设置是建立信任与安全感最为重要的元素之一。

座位的安排
　　在传统的咨询室中，来访者及咨询师的座位呈 90 度角摆放。这样，当二者在交谈过程中出现沉默，或是某一方感到尴尬、想要回避的时候，可以移开视线。

在超个人心理咨询的情境中，并没有什么强制性的安排，只要能够进行咨询，咨询师及来访者没有特殊要求，座位如何摆放都可以。我在多年的咨询与被咨询经验中发现，面对面交谈时，咨询师及来访者的心是互动的，可形成一个"心的拥抱"能量场。特别是在静默中，或是看似尴尬、要回避的情境中，来访者的主动性会被促动，内心的智慧会被开启，转化提升的力量会运作起来，体悟或洞见很容易产生。故而，我的咨询座位安排是面对面的，效果非常好。

办公桌与档案柜

一般而言，咨询室不需要太大的空间，空间太大会让人产生冷清、不温暖的感受。因此，最好不要放办公桌及档案柜。办公桌及档案柜可放在咨询室外的地方，因为这类"办公"用品与咨询关系有些违和。特别是档案柜，它是存放来访者档案的地方，最好要上锁，不能轻易让任何人取得资料。

植物、艺术品、证书的摆放

通常，咨询室放一些新鲜的、没有气味的绿色植物，如万年青、绿萝、吊兰等是很合适的。最好不要放鲜花，特别是有气味的，因为有些来访者对花粉过敏，或是有鼻炎及呼吸道问题，鲜花就会引起生理上甚至心理上的不良反应。尤其要记住，不要放假的花或植物，原本就心情不佳的来访者，看到无生命的假东西，很容易受刺激。这些都是属于外观上不会被觉察的隐藏信息，却会在潜意识层面发生作用，咨询师要注意到。

另外，有些咨询师喜欢在墙上挂上一些图片、图画，或是自己的资格证书。这些图画，最好是励志的短句，或是简单的、有意境的画，切忌太复杂、色彩太绚丽。至于资格证，如毕业证书、培训资格证书、咨询师证书等，挂出重要的、高层次的就可以了，千万不要挂出每一张证书，这无疑显示出咨询师的不自信。咨询师的信心与尊严，不是用证书堆砌出来的，而是靠服务的有效性。至于艺术品，放在办公区就可以了，不需要放在咨询室内，以免引起来访者分心，影响咨询室的专业性。

环境

咨询室的地点，最好选在安静及环境优雅的地方，这样原本心情就不太好的来访者来到时，不会更为烦躁，比较容易静下心来思考问题。

另外，正式的咨询室往往有工作人员做接待及文书的工作，他或他们会坐在办公区。当他们在工作的时候，要保持一定的安静，以免干扰正在进行的咨询。

预约、时间、收费

来访者需不需要预约？可否临时进入咨询室咨询？若要更改时间，需遵守哪些规定？来访者没有按约咨询，也没有事先告知咨询师，是否仍应付费？这些都必须事先设定好，以避免日后咨访关系的纠缠与混乱。

关于面谈时间的设置，一般来说，"谈话"（verbal）咨询一次的时间为 50 分钟，这是根据西方咨询模式而定的。根据我的经验，由于超个人心理咨询有很多不同的形式，如心像、音乐、动作、内在领悟等疗法，心理咨询师可与来访者视情况自行约定，这是有弹性的。要注意的是，一旦约定好时间就不可任意更改，特别是有些咨询师没有很强的自制力，为了某些原因无法在规定的时间节点上停止，这其实对咨询关系是很有杀伤力的。

收费的多少，必须在咨询开始前说清楚。咨询前或咨询后收费，也都要经过口头或书面协商，非不得已不可欠费。

相关协议的签订

为了确保咨询师及来访者持久的信任，二者之间的协议是很重要的。

这是一种规则及界限的设置。

咨询师要准备一份《来访者须知》。此须知中要将预约方式、付费规定、保密及非保密的约束及其他相关注意事项写明，并且逐条念给来访者听，以确保他全然明白。当他全部清楚之后，就要在此须知上签字（请参考附录一）。

首次咨询会谈开始之前，来访者还需签署一份自己在咨询中的承诺文书，以表示承担责任的决心（请参考附录二）。

如果来访者是未成年人，此两份文书都要有监护人的签字。

咨询师要注意的其他事项

团体和个人督导

新咨询师在开始接个案时，一定要保持谦卑的心态，向经验丰富的前辈们求教，参加一些支持团体十分重要。借助这种专业团体的力量，咨询师可站在前人的肩膀上看到更广阔的天空。除此之外，咨询师个人的督导尤其重要。团体有团体的好处，但由于时间和人数的关系，没有办法进入更细节之处，因此咨询师的盲点很难得到充分沟通。个别的督导，由于有充分的时间，可针对单一的个案做全面了解，如此，咨询师能够探索到个案全貌和自己看不到细节，都这对咨询师的帮助是非常大的。

来访者可以在咨询会谈中喝水吗？

这个问题看起来很小，但其实很重要。我的咨询经验告诉我：不可以。有些来访者会认为："为什么不可以？"也有些咨询师问："当来访者难过的时候，喝点水挺好的。"首先，我会问来访者："在咨询中，什么情况下你会喝水？"来访者往往回答："口渴。""还有呢？""不舒服，难过的时候。"口渴好解决，因为除非吃了很咸很辣的食物，我们不会在短短的咨询时间内需要喝水。问题是为何要在难过的时候喝水？来访者的回答是："这样我就不会那么难过。"咨询师的工作之一就是要处理来访者的所有情绪，也包括难过。如果来访者要通过喝水来避免难过的感受，咨询师就要弄清楚来访者发生了什么。这其实才是真正的问题。如果咨询师害怕来访者难过，所以让来访者喝水，那就要问问：咨询师怎么了？有能力做咨询吗？

何时给来访者递纸巾？

纸巾是咨询室必备的物品。当来访者流泪或哭泣的时候，何时给他递上纸巾呢？一般而言，纸巾可以放在靠来访者那边，让来访者自行决定何时取纸巾。也有将纸巾放在咨询师这边的，咨询师视咨询的情况决定何时递出纸巾。来访者自取或咨询师递纸巾的时间，是有意义及讲究的。

有的来访者只要有眼泪，就立刻拿纸巾擦拭，其间是没有等待的。此时，可以和来访者探索一下，在生活中他是否不容许自己流泪？

有的来访者却相反，哭得稀里哗啦，却不拿纸巾擦拭，任由眼泪鼻涕流得满脸都是。这也是个与来访者探索的好机会。为什么会如此？这有些违背常态。

咨询师拿纸巾的时间点，也与咨询师的观察及自身的状态有关。如果来访者一流眼泪，咨询师就立马拿纸巾给来访者，那么这位咨询师有可能对痛苦的容受力不够。

通常，咨询师要觉察自己对来访者眼泪、叹气的反应。比较合适的处理，是让来访者流一会儿眼泪，咨询师同理探索深入些，这样就能让眼泪促动来访者往心灵深处去，对来访者会有更大的帮助。另外，眼泪是天然的治疗剂，但没完没了的哭泣也可视为一种逃避的工具。其间有各种的可能性，透过探索，才能更有效地帮助来访者。

咨询时间的约定

每一次咨询完之后，要与来访者约定下一次咨询的时间。来访者不愿意或推托下次的咨询时间，表示此次咨询不是很有效，这种情况下可及时了解来访者的感受及反应。这也是新咨询师很好的学习机会。其实，咨询师最好的学习往往来自个案。

小　结

开展咨询不是一件小事，一定要做充分的准备。在开展正式的咨询业务之前，一定先要成为"实习咨询师"，在实习的过程中对所学的知识不断进行反思、调整与改进。就像是打仗之前，一定要操练、操练、再操练，直到比较有把握时才上战场，这样才能有更大的胜算。当然，咨询并不全然和打仗一样，它不仅要顾及咨询师的成败，更重要的是来访者是我们服务的对象，是有创伤的、痛苦的主体。如果我们的能力、能量不够，他们就会产生新的创伤，因此，咨询师的责任非常重大。咨询师能力强，让咨询产生效能，才是最为重要的。事实上，如果来访者失望了，咨询师本身也会产生自我怀疑与自我否定。实习的阶段，就是为了保护咨询师及来访者。在这个阶段，如果来访者选择了实习咨询师，就表示他心里是有数的，他不会有像对正式咨询师那样大的期待，实习咨询师负担也不会那么重。当然，有人会觉得如果顶着"实习"的名义，他得到来访者的机会就很少，故而有意隐瞒"实习"身份。这样的观点与行为体现出咨询师的人格偏差，也呈现了其咨询伦理与道德的问题。这也恰恰证明了此人是不够资格做咨询师的。

实习阶段完成，经考试通过之后，才能成为正式咨询师。当然，成为正式咨询师并不表示一切 OK。咨询师一定是个终身学习者，不断观察、觉察、反思、改变，才有可能转化与提升。如此，咨询关系才能富有生命力，才能活起来，流动起来，才能实现咨询师与来访者的双赢。

第二十章　一些重要观念及问题的澄清

30多年的心理从业生涯中，我也如所有的咨询师一般，跌跌撞撞，一路摸索。从书本上、老师身上，以及其他的咨询师那里，将所看到的、听到的，反复思考与品味。有所收获时，欣喜若狂；来访者不回来时，又百思不得其解，苦恼半天。我常常在来访者离去之后反思：在谈话中这句话是否说得不好，如果那样说会不会更好一点。或者推翻先前的想法，寻思着应该有其他更好的做法。有时候，将老师的或是书本上的东西原样照搬，效果却不佳。在接受督导的时候，似乎知道该怎么做了，但在见到来访者时，却未能得到来访者的接受。心中充满了困惑、难受、不确定。

结果往往是检验过程的关键，经年累月对结果的检验，使我终于明白了以往的一些问题，也弄清了很多理论与实际的差距。心理咨询中有些观念很容易混淆不清，因此，在本章中提出来，以便新咨询师们参考。

人本，"以人为中心"的态度

人本心理学家罗杰斯最为有名的，就是"以人为中心"的咨询态度。几年前，我参加了一场人本心理学与咨询的国际会议，并担任分会场的主持人。会场有些乱，时间已经到了，会议应该开始，但人员进进出出，各自做自己的事情，似乎没有人在乎开会时间到了。与我共同主持的教授说了一句："我要尊重大家，要用以人为中心的态度对待你们，因为你们一定有你们的需要。所以我不会要求你们安静或是停止现在手上在做的事情。这就是罗杰斯的态度。"然后"嘿嘿"笑了几声。我听到这么一位心理学教授的说辞之后，很是困惑。没有时间观念，不重视会议的规则，这是"以人为中心"吗？

什么是以人为中心？

之后，我参加了另一场人本/存在心理学大会，与会的人员也是用类似的态度面对大会的每个环节，无论是主题分享还是个案展示。我依旧很困惑，迟到、早退、手机乱响等没有自律的行为难道就是"以人为中心"吗？我思考了很久，认为这种态度并不是以人为中心的。罗杰斯提出以人为中心的原意，是希望咨询师不要给予来访者太多主观的看法与建议，也不要干预来访者，而是容许来访者内在自由心灵的有机性（valuing process），带领来访者找到自己的行为准则与合适的价值体系，而不是沿用社会既有的标准规则和伦理价值观，目的是让来访者"活出自己"而不要成为他人的影子。罗杰斯始料未及的是，以人为中心却变成了一种生活的处理原则，如"以学生为本"（以学生为中心，一切站在学生的立场来考虑）、"以行人为本"等态度。这其实并未明白罗杰斯的原意，曲解了它，造成了纵容与自私的行为。上述提及的两个会议上的表现，就是这种扭曲了的"以人为中心"的结果，变成了不尊重，没有规矩。

曾听过一位人本心理咨询的教师感叹，最难处理的来访者是学过人本心理学的人。为什么呢？在咨询的过程中，这类来访者会随意叫停，然后对咨询师说："这个是我的隐私，你不可以问。""你现在应该给我充分的时间，要尊重我的时间感。"……其实，这种态度才是咨询师要挑战的，因为来访者呈现的不是"以人为中心"，而是"以自我为中心"的任性。咨询师的工作，就是要面对来访者的这种自以为是。罗杰斯也提过，"高层次同理心"的目的，就是要协助来访者看到他所未看到的，体悟到他所未能体悟到的阴暗面，如果忽略整体的互动及其他的人、环境、时间、地点的影响，这种"以人为中心"的态度，其实只是"自我中心"，而非真正的尊重。

一体关系的体现

很多人以为，在进行人本流派的咨询时，是"以来访者为中心"的。罗杰斯在早期的确认为应以来访者为中心，但在后期却改成了"以人为中心"（person-center），因为不存在真正纯粹的以来访者为中心的态度。罗杰斯非常强调咨询师的成长，这就是为什么他在生前开展了很多的团体活动，是美国成长团体的领头人之一。这个以人为中心的观念，其实强调的是以"人"而非以"某人"或"某类人"为中心，这与中国古代强调的"天人合一"遥相呼应。咨询师本身的成长、成熟是如此重要，就是因为他的一举一动都牵引着来访者。只有不断成长的咨询师，才能够真正懂得来访者的不容易；只有在生活中不断面对自我、挑战自我，才能够无形中对来访者产生整体的影响。而来访者当下的状态，也与咨询师的方方面面有着密切的关系。所谓的"蝴蝶效应"，其实就是一体关系的体现。咨询师与来访者是一个整体的关系，以任何一方为中心都不可。

中立与价值中立的态度

我在督导的过程中，无数次听到咨询师说："来访者告诉我说他想要与深爱者同居，但对方已婚，所以很纠结，问我的意见。我告诉他我尊重他的决定，因为这就是中立的态度。但是我又很纠结，因为我不赞成出轨。但是我又担心如果说出了自己的看法，是否就不'中立'了?""当孩子在很小的时候，就开始早恋，我觉得不应该干涉他，因为要保持中立。但是我又觉得他年纪太小，不应该早恋。我真不知道该怎么办。""有个人为他人代考，我明明知道不对，但是因为要保持中立，所以我只能要他三思而后行，我的确不知道该怎么办。"这种例子很多很多。大家被"中立"

的概念弄得糊里糊涂、是非不清。那么到底什么是"中立",什么又是价值中立的态度?

首先,咨询师要分辨出哪些属于原则性的是非问题,哪些属于法律问题,以及哪些是可以保持中立的问题。例如:与已婚者以夫妻名义同居,涉嫌重婚罪;替人代考,本身也是违法的,而非仅是伦理道德关系。这两种情况与可保持中立立场的情况完全是不同的,咨询师如果没有阻止或是表达立场,就有可能吃官司。

另外,每个人都是在特定的文化、教育体系、伦理道德环境中长大,有自己的人生观、价值观及世界观,不可能全然中立与客观。就算是想要做到中立与客观,也只能说是在自我觉察的情况下尽可能做到。

在心理咨询领域,所谓的"中立",其实说的是"价值中立的态度"。

价值中立的态度,指的是面对非法律或规则的情况下,我们需要保持不偏不倚的态度来对待他人,以免产生偏见或不公平现象。例如,有来访者来谈"早恋"的问题。近年来由于强调尊重青少年的自我决定能力,早恋不再是个"违规"的行为。只是由于早恋的确会影响到孩子的方方面面,困惑很多,青少年来咨询的时候,这个问题出现的频率挺高的。

青少年对性的意识发展尚未成熟,荷尔蒙的分泌影响着孩子对性关系的理性判断。因此,咨询师的正确引导十分重要。由于此时期的孩子在挣扎着"成为自己",强硬的说教往往适得其反。聆听孩子内心的困惑与理解他们的渴望,是非常重要的。所以,咨询师一方面要与孩子保持同频,让他信任我们,另一方面又要有效地协助他们认识问题,这时,咨询师价值中立的态度就异常重要了。

这种价值中立态度指的是,咨询师要真实地表达自己的观点,不可做虚假表示,但同时聆听到来访者的表述,同理他的需要。以围绕"早恋"这一主题的咨询谈话为例,以下的表述可作为参考(说出你赞成或反对的看法,并且要充分表达理由。同时,表现出你想了解并关心来访者的真诚态度):

反面观点："我不太清楚你是赞成早恋还是反对，但你问了我的看法，我告诉你，我其实是不赞成早恋的，因为在我的经验中，早恋的学生少数人有成功的，后来也都在社会上做得很好，但大多数却是非但学习成绩没有提高，且在情绪上很受影响，活得很是辛苦。所以，我是不赞成早恋的。听完我说的之后，你是什么看法呢？"

正面观点："我其实是不反对早恋的，这就是为什么在青少年时，学校都是男女同班，就是为了发挥相互学习的支持作用。只是，早恋要注意到分寸及把握好度，以免产生很多心理上的混乱、困惑与痛苦。我的确看到了有成功的同学，但过程真的不太容易。我说了之后，你认为如何？你是什么想法呢？"

身为心理从业者，一定要经常审视自己的人生观、价值观及世界观。在这个重视终身学习的时代，如果没有持续学习，并净化自己的心灵、扩大视野，我们对于来访者的陪伴就会变得狭隘而肤浅。价值中立的态度，正好是心理咨询师素质的体现，我们必须时时谨记。

正常/不正常/异常/病态

路人甲："你看你，虽然有红灯停、绿灯行的交通规则，但是大家都是看到没有车就过马路。我们都习惯了。"

路人乙："可是现在还有车呀！我们这样穿越马路，会造成别人与自己的危险。"

路人甲："你真是个怪人，我们这里就这样。你如果不走，你就是怪人，不正常。"

中学生："张老师，我们同学在考试的时候作弊。因为老师不在。"

我："所以，你觉得怎么样呢？"

中学生："我觉得不应该作弊。"

我："是的，我也这么觉得。"

中学生："但是如果我不作弊，而他们都作弊，我这门课的成绩就没有他们高。而且，他们说我是笨蛋，这么好的机会也不利用。"

出家人："我出家之前，很多人都来劝我说不要出家，认为出家人很多是变态、不正常，逃避责任，逃避痛苦。"

我："你是不是觉得他们说得对？"

出家人："不是的。但是很多人用异样的眼光看我，好像我不正常一样。所以很难受！"

怪人、笨蛋、不正常，上述的路人乙、中学生，以及出家人，只是众多案例中的少数代表。生活中我们很多人怕被说成不正常，所以不敢做一些和其他人不一样的行为。有问题时也不敢去见心理专业人员，怕被说成不正常、有毛病，直到抑郁了、狂躁了、打人了，甚至是杀人了。所以，正确了解正常、不正常、异常和病态的内涵是很重要的。判断上述状态，依据的往往是"诊断"。我在美国学习超个人心理学时，"诊断"（diagnosis）是一门必修课。这是借用医学中的名词，用一定的医学方式按一定标准给来访者"定性"，然后找出对治的手段。目前最具影响力的一本诊断书就是《精神疾病诊断与统计手册（第五版）》（DSM-V），中国也有自己的诊断守则，即《中国精神障碍分类与诊断标准（第三版）》（CCMD-3）。人本心理学与超个人心理学基本上是不主张诊断的，因为诊断属于医疗体系，而心理咨询是不适用的。来访者一旦被诊断了，就会被贴上一个"不正常"的标签，如躁郁症、边缘型人格障碍、性别倒错、神经官能症，等等。心理咨询之所以会让很多人望而却步，就是因为这种"病症"的标签，一旦贴上了，就很难拿下来。这种对心理咨询与治疗的恐惧，反而成为一种"心理障碍"。在这里我讲一个发生在1972年的故事，让大家对诊断有更多的了解。有一位名叫大卫·罗森汉的人发现有很多人借助精神疾病来逃避上战场，因此就开始研究精神病是怎么回事，精神病可不可以装出来。他开展了一系列的调查，根据调查结果，他在论文中提出了两个关键论点：其一，精神病的诊断是不靠谱的，无法正确地将正常人与精神病人区分开来；其二，精神病的治疗过程中存在将病人标签化的现象，并造成一系列危险。① 他的调查引起了美国社会的震惊。我在从业生涯中，不断地看到事实就是如此。1952 年第一版 DSM 出版，而罗森汉用的是第二版。此后，他的反对者皮尔策与一群同事合作，严格修订了第三版。即便如此，直到今天第五版已面世，很多专业人员，尤其是人本与超个人流派的心理助人者仍然认为没有什么绝对的证据可以证明一个人是有精神疾病的。所谓的"诊断"，本身就不符合人性，没有尊重每个人的独特性，以及文化差异性等。诊断书上罗列的许多"病症"，根本找不出病理上的根源，而只是用现象来做分类，然后用"药物"来控制"病人"，这本身就很不"人文"。我在美国采访过很多"病人"，他们最不喜欢的心理专业人员就是"精神科医生"，因为这些医生很多时候会将"病人"机械化地处理，而缺乏发自内心的关心与关怀。身为咨询师，一定要时时记得，我们的来访者不是"病人"，而是和我们一样的人，他们需要陪伴，需要被看到，需要被关爱。

回到正常与否这个主题，要知道，正常与否是个统计学的概念。多数人认为"合适的""对的""合理的"就是正常。在统计学中所谓的常态分布，就是说在 100 个人中，有 68% 的人的观点、看法、认知相同或相似，那么在这个群体中这 68 个人就是正常的。那么，在生活中正常是什么呢？有很多古老的制度、习俗并不人道，例如印度的种姓制度，非洲一些地区

---

① 罗森汉的具体研究过程可参见罗杰·霍克：《改变心理学的 40 项研究》（第 5 版），白学军，等译，北京：人民邮电出版社，2010 年版，第 265～273 页。

的割礼（将 4~8 岁女孩子部分性器官切除以免除性快感，保证对丈夫的忠贞），等等。这些都可以称得上是病态的，但在各自所属的文化环境下却是正常的。所以我们说，随着所在环境的改变，"正常"的标准也会改变。

什么是"异常"呢？异常通常指的是有特殊情况的人，如智商非常高的天才，或是有特异能力的人，当然也包括智商较低的人。例如，有一些人存在"自闭"现象，另一些人认为这是"有病"，所以称前者得了"自闭症"。其实，他们只是跟大多数的人不一样而已，属于"异常"的族群。很多"好心人"想要帮助这些"有病"的人，其实是因为带有偏见。这些所谓的异常族群，需要的是被了解、被看到，而不是被特殊对待。

当然，除去文化、环境的影响，从一个人心理及精神的外显现象，的确可以看出该人需要协助，如过度饮食、食欲降低、嗜睡、失眠、打不起精神、强迫性地想一件事、对空间和人群有害怕的情绪、怀疑他人迫害自己……这些本身都是因为心理及精神压力而产生的。然而，这些现象基本上每个人或多或少会出现，只不过程度不一，持续时间不同。人本及超个人心理学不主张"诊断"，而是强调咨询师对来访者的全然关心与关爱。以我自己为例，由于在学心理学之前并不知道自己是非常内向的，每次要在众人面前说话，就会手脚冰冷，直打哆嗦。甚至在演讲之前是不能吃东西的，一吃就会呕吐。后来我了解到自己是极度内向倾向的个性，在咨询师的大力协助与关怀且没有诊断的情况下，逐渐地调整了过来。现在我的情况非常好，没有人看出来我以前的恐惧。

透过了解来访者，同理来访者，在不被贴标签的情况下，来访者恢复常态是不难的。但如果用诊断的标签来给来访者下定论，来访者本身的心理及精神压力就会加重。故咨询师不诊断，而保持关心与关爱，促使来访者得到疗愈。也可以说，对正常与否的诊断，本身就会加重来访者的自我怀疑、心理负担及精神压力。它本身就能让人"不正常"。当然，有人会问，难道没有"病态"的人吗？其实，所谓病态，指的是病态现象而非某个人，即某些症状严重到对自己或他人造成伤害且很难受到控制。例如，有些人有迫害妄想；有些人持续怀疑他人说自己坏话，并有伤害他人的行为；有些自尊极低的厌食者，每次吃了东西之后，就要称体重，如果重量增加一点，就要想办法呕吐出来，变得骨瘦如柴；有些人有严重的强迫性行为，一天要洗数百次手，等等，这些就可以列入病态的范畴。但要记住的是，任何诊断都必须请其他的专业人员一起来讨论与参考，不可轻易自行下结论。当我还是博士生时，教授就以6人为一组，针对一个个案做诊断的练习，没有想到我们讨论了很久很久，仍然难以达成一致的看法，可见，根据诊断书来做诊断，其实非常困难，一定要非常谨慎。一旦诊断后，咨询师仍然要秉持着耐心与爱心来协助来访者度过困难的阶段，否则诊断就变成贴标签，造成更深、更严重的伤害。

心理测验

很多心理咨询师由于自信心不够，一旦开始执业就发现能力不足。这时，最方便的办法就是用"心理测验""心理量表"来评估来访者，然后下诊断，按照诊断书的标准将来访者"标签化""病态化"。这就是为什么我强调要很谨慎地诊断。心理测验及心理量表是很容易将人"病态化"的，理由何在？

第一，目前国内所使用的心理测验多是舶来品，本土化的很少。中国的小孩子刚到美国进入学校时，都会有一个学校心理学家（school psychologist）给孩子做心理测评。来美国不久的孩子往往对文化、饮食、语言（特别是俚语）不适应、不理解，参与基于美国本土的心理测评，多半会被测出"智力低下"。我认识的一些孩子就这样被送入了"特殊教育班"。

第二，美国的心理测评是以美国文化、习俗、语言、环境等为依据所制作出来的。很多人以为美国的测评信度及效度都比较可靠，其实不然。美国是个多元文化的国家，号称大熔炉，但其实并没有达到我们所谓的真正融合，而是各种不同的文化有着各自的区域，同一民族聚居在一起，吃着自己的食物，过着自己的传统节日。美国有几大族裔文化：欧洲背景的白人文化；非洲背景的黑人文化；拉丁美洲背景的巴西、墨西哥文化等；亚洲背景的中国、缅甸、越南文化等；美国印第安人原住民文化。这些大分类中，又有无数个小分类。心理测评是做诊断很重要的依据，而每个测评都要有所谓的"常模"，也就是研发此测评的实验群体。参与常模的人因制作测验者的需要而有所不同，但他们没有所谓的"代表性"。举个可笑的例子：在多年前，白人专家制作出智商测验给黑人小孩做，结果黑人学生的智商比白人低了 20 分；黑人专家看到了测验的弊病，因此也制作了一个以黑人文化为基础的测验让孩子们做，结果白人小孩的智商又比黑人小孩低了 20 分。相比之下，现在大家视为圭臬的 DSM－V 要谨慎并且温和得多了。据了解，DSM－V 的编撰者以精神科医师为主，而其中又以美国男性白人为主导。在这里我们又遭遇了另外一个问题，那就是，不仅是文化、民族的差异会影响测评的真实性及准确性，性别的不同也从根本上撼动了测评的真实性及准确性。

这就是为什么用心理量表或诊断书来评断一个人的正常与否是非常不科学的。不仅不科学，而且可能将正常的人轻而易举地判为"不正常"。很多精神病院的"病人"需要的是咨询师的关心与关爱，而不是冷漠地做个测评，然后贴上一个标签，进而按照标签来开处方药并接受咨询。我采访过很多精神病人，他们最讨厌的人就是精神科医师，因为这些医师显示出高人一等、自以为是的高傲态度，令正常的人也不正常了。身为专业人士的我们，一定要谨慎再谨慎呀！

小 结

拉拉杂杂地说了很多，我像个快要走完一生的老太太，面对新晋或经验不太丰富的咨询师们，就想要倾囊相助，担心的是不专业的心理咨询伤害了我们的来访者。心理咨询这个行业是个高风险行业，不仅是对来访者而言，对咨询师自身也是如此。面对来访者的痛苦，我们也会在不知不觉中受到影响。作为一位专业人员，要记住的是：专业不仅来自书本，来自老师，来自其他人的经验，最为重要的是来自自己的独立思考及丰富的生命经验。没有独立思考的人，不能称为专业，充其量只是个影子——理论的、老师的、他人的影子。影子真的能够有效帮助他人吗？或许这是更值得我们去深深反思的吧！

至于丰富的生命经验，说实在的，只有不断地去体验并穿越人生的复杂性、多元性及神秘性，咨询师才会拥有一颗玲珑的智慧心，更重要的是，此智慧心必定在终身学习的态度上获得证悟（请参考附录三）。

参考资料

阿萨吉欧里，1980. 心理综合学［M］. 张宝蕊，译. 内部资料.

格罗夫，2004. 非常态心理学［M］. 刘毅，等译. 昆明：云南人民出版社.

卡普拉，1999. 物理学之"道"：近代物理学与东方神秘主义［M］. 朱润生，译. 北京：北京出版社.

寇特莱特，2014. 超个人心理学［M］. 易之新，译. 上海：上海社会科学院出版社.

库皮呢，张宝蕊，2002. 人类发展的可能性——潜能开发新探［M］. 内部资料.

李安德，1992. 超个人心理学［M］. 若水，译. 台北：桂冠图书公司.

李绍崑，2000. 美国的心理学界［M］. 北京：商务印书馆.

李约瑟，2003. 中国科学技术史［M］. 北京：科学出版社.

彭罗斯，1996. 皇帝新脑［M］. 许明贤，吴忠超，译. 长沙：湖南科学技术出版社.

威尔伯，2011. 意识光谱［M］. 杜伟华，苏健，译. 沈阳：万卷出版公司.

詹姆斯，2012. 心理学原理［M］. 田平，译. 北京：中国城市出版社.

张宝蕊，2020. 身心灵整合疗法［M］. 内部资料.

ALBANY H A,1997. Transpersonal Psychology: The Fourth Force[M]// Donald Moss, ed. *Handbook of Humanistic and Transpersonal*

Psychology. New York:Prageger.

BOORSSTEIN S, 1996. *Transpersonal Psychotherapy* [M]. New York: State University of New York Press.

EGAN G, 1986. *The Skill Helper—A Systematic Approach to Effective Helping* [M]. California:Brooks/Cole Publishing Company.

GENDLIN E T, 1962. *Experiencing and The Creation of Meaning* [M]. New York:The Free Press of Glencoe.

MASLOW A, 1971. *The Farther Reaches of Human Nature* [M]. New York:Viking Press.

RASKIN N, 1974. Studies on Psychotherapeutic Orientation:Ideology in Practice [M]//*AAP Psychotherapy Research Monographs*. Orlando, Florida:American Academy of Psychotherapists.

ROGERS C, 1959. A Theory of Therapy, Personality and Interpersonal Relationships as Developed in the Client-centered Framework [M]//S. Koch, ed. *Psychology:A Study of a Science*, Vol. 3, *Formulations of the Person and the Social Context*. New York:McGraw-Hill.

ROGERS C, 1957. The Necessary and Sufficient Conditions of Therapeutic Personality Change [J]. *Journal of Counseling Psychology*, 21:95 — 103.

ROGERS C, 1980. *A Way of Being* [M]. Boston:Houton Mifflin.

ROGERS C, 1970. *Carl Rogers on Encounter Group* [M]. New York: Harper & Row Publishers.

SCHWARTZ G E, 1975. Biofeedback, Self-Regulation, and the Pattering of Physiological Processes [J]. *American Scientist*, 63(314).

SCOTTEN B W, 1996. et al. *Textbook of Transpersonal Psychiatry and Psychology* [M]. New York:Basic Books.

SHULMAN L,1992. *The Skills of Helping*:*Individuals*,*Families*,*and Groups*[M]. Illinois:*Peakcock Publishers*.

SUITCH A J,1996. The Emergence of the Transpersonal Orientation:A Personal Account[J]. *Journal of Transpersonal Psychology*,8(1):5—18.

VAUGHAN F,1995. *The Inward Arc*:*Healing in Psychotherapy and Spirituality*[M]. Nevada City,CA:Blue Dolphin Press.

附　录

附录一：来访者须知

亲爱的来访者：

欢迎您来到某某工作室！我们将竭诚为您的全人健康提供支援与帮助。为了更好地为您服务，请您知悉如下内容：

一、如果您需要继续心理咨询服务，您可直接与咨询师或与工作人员预约时间。

二、心理咨询每次时间一般为 1 小时，收费标准参见咨询师介绍。如需延长咨询时间，由咨询师与您共同协商决定。

三、咨询时间不足 30 分钟按 30 分钟计算；不足 1 小时按 1 小时计算。

四、如您想取消咨询，必须至少提前 24 小时通知咨询师或者工作人员，否则仍然需按约定时间付费。

五、非因不可抗力，如果您迟到了，咨询费按已约定的时间计算。

六、保密是我们最重要的原则，但涉及以下情况，我们需要与您的亲友和有关部门联系，以确保您和社会的安全：

（一）自杀和他杀。

（二）犯罪和违法事件。

（三）家庭暴力、性侵害及其他相关问题。

七、在保证您的个人资料不泄露的情况下，为了咨询师的专业发展，可能将您的咨询情况在专业人士范围内进行讨论，或撰写成相关的文章发表。

八、当我们的服务不能满足您的需要时，我们将尽力为您转介更适合的咨询师或咨询机构，以便您能得到更及时、有效的服务。

来访者签字：_____　　电话：_____

（18 岁以下来访者）监护人签字：_____　　电话：_____

家庭地址：_____

年　　月　　日

附录二：承诺书

本人承诺在咨询期间绝对不做伤害自己的事情，如自残、自伤、自杀等行为。同时，也承诺不做伤害别人的事情，如肢体伤害、杀人等行为。保证到咨询室不携带伤人工具、武器。

必要时，本人愿意接受精神科医师的帮助，借助合适的药物支持自己，并同意将医师的电话号码告诉咨询师。

本人姓名：_____　　身份证号码：_____

紧急联系人：_____　　关系：_____

电话：_____

年　　月　　日

附录三：咨询师的终身学习内容

有道德伦理的生活态度——除了个人成长之外，还承担起家庭责任、社会责任。

情绪的超越——成为一个既有理性又有感性的整体。

动机的调整。

注意力的培养。

觉察力的细致化。

智慧的积累与开发。

慈悲的体现。

服务他人。

对所有存在物的尊重。

保持开放与聆听的态度。

后　记

在整理书稿的过程中，脑海里总是出现学术界中的抄袭事件。本来不想说这个，但还是觉得真实表达校完书稿后的隐忧更符合我写后记的初衷。这本书囊括了 20 年来积累的经验及资料。过去在看书的时候，我就用资料卡做了笔记，不为出书（以前从没有想过要出专业书籍），只为自己参考。时至今日，心动了，想将经年累月的专业经验分享出来。

在整理资料的时候，有些书籍及资料卡由于数次搬家已经找不着了，所以对本书中个别资料记不清是"引用"还是"参考"。大家都知道，在引用他人的东西时，一定要将来源出处注明清楚，不可剽窃他人的智慧成果。我尽量小心遣词造句，千万不可照搬，也尽量将参考资料准确记录下来。但是，在校稿的过程中，我的心就紧绷起来，害怕一不小心就出了差错。

在这里我先表明，在书中若出现任何这种迹象，请读者见谅，并与我联络（2361288071@qq.com），毕竟 20 年的跨度，有些长。从治学看来，我真的不是位严谨的学者，所以必须在这里道歉。今后，我还有很多的文章要写，必定会更注意细节的查证。感谢大家！

另外还想说的是，在第四章中，我曾提到过"助人综合征"。这又使我想起 2008 年汶川地震后我们去当志愿者的经历。我们的团队启程离开时，有两位年逾古稀的老太太，顶着大太阳抢着替我们买车票，我们拦也拦不住。看着她们从口袋中艰难地取出 10 张一元纸币塞进车上的票箱，我们都流泪了，但又不好拒绝，因为这是她们在表达对我们的感谢，而这个感谢是出乎意料的。车上的乘客也受到感染，为我们鼓掌让位。现在想起来，仍然很感动，心中充满了温暖。

　　不是想要在这里炫耀，只是，这才是我认为的助人者精神——润物细无声。一切都是水到渠成，自然成就。这也是我一直以来在心理咨询中对自己的要求。多年后的今天，我面对上苍，可以自在地说一声，so far so good！至今仍继续加油！

本社心理类图书长销榜单

《家庭会伤人——自我重生的新契机》

[美] 约翰·布雷萧/著

郑玉英　赵家玉/译

你是否总认为自己"不够好"，所以得不到爱和幸福？

你是否为了遵从别人的意愿，而否定自己真实的感觉？

为什么身处酗酒、虐待等不健全家庭中的孩子长大后反而容易被酒鬼、暴力狂吸引？

为什么不健康的家庭模式容易代代相传？

结婚就是两个"半人"找到自己的"另一半"？

溺爱孩子等于剥夺了孩子从生命的正常痛苦中学习的机会；过度控制和以"高标准"要求孩子，不过是想找回我们当年在原生家庭中没有得到的力量和尊严。幸福的家庭需要真正的爱，而真正的爱始于自爱，以及对自己的珍视。我们必须先学会重视自己，才能建立和谐的家庭关系，与家人亲密相处、共同成长。本书将揭示家庭教育中的"毒性教条"及其危害，引导我们以正确的心态对待亲密关系，帮助我们建立幸福和谐的家庭。

《一趟不知终点的旅程——心理治疗师笔记》

康林/著

患上拖延症，是因为懒惰、缺乏上进心吗？

身负巨额债务的赌徒，竟然一直都对赌博毫无兴趣？

当一个成人化的儿童，面对儿童式的家长，会造成什么样的后果？

从阻止孩子与异性接触，到逼着他们结婚生子，这样的夫妻关系是建立在什么基础上的？

本书将带我们走进心理治疗师的日常工作，了解心理治疗的真实情形。

《城市的心灵——心理咨询师札记》
廖峻澜/著

随着生活节奏的加快，不少人不同程度地承受着焦虑和抑郁带来的精神压力，在婚姻恋爱、学校/职场关系的处理上也出现了各式各样的问题。本书透过一个个案例，详细述说了这些心理问题的起因，对来访者的成长经历、治疗的每一个步骤及关键性疗愈的细节，都有全面而生动的记述。我们在作者的带领之下，像看侦探小说一样，逐渐深入来访者的隐秘世界，一点点接近真相，并且在阅读中寻求治愈。

《上瘾的治疗与陪伴》
王倩倩/著

为什么很乖、很听话的孩子竟会沉溺于毒品、赌博、网络游戏或色情网站？

为什么别人没有上瘾，而自己的家人却深陷其中无法自拔？

为什么戒断后一段时间又复发，复发难道就意味着前功尽弃？

作为上瘾者的家属，应如何帮助所爱之人走出泥潭，也使自己脱离苦海？

如果你或你身边的人正饱受上瘾的折磨，这本书或许能帮你认清事实，为你指明奋斗的方向。

《筑爱——期待中的家》
邱慧辉/著

你对家的期待是什么？

如果一个人结婚前就知道婚后的关系如同坠入冰窖，最后以伤害或离婚收场，他/她还会走进婚姻吗？

公主与王子结婚，那是多么幸福的一对啊！进入婚姻，多数人都经历过从美丽的憧憬到现实的考验。其中，有的人梦碎了，但依然奋力飞向光明，有的人却跌入深渊。

你呢？你在哪里？你好奇为何有的人可以幸福美满，有的人却生活得支离破碎？请与我们一起来窥探究竟。